Jutta Altmann-Brewe
Schimmelpilze und Pilzinfekte

W0194982

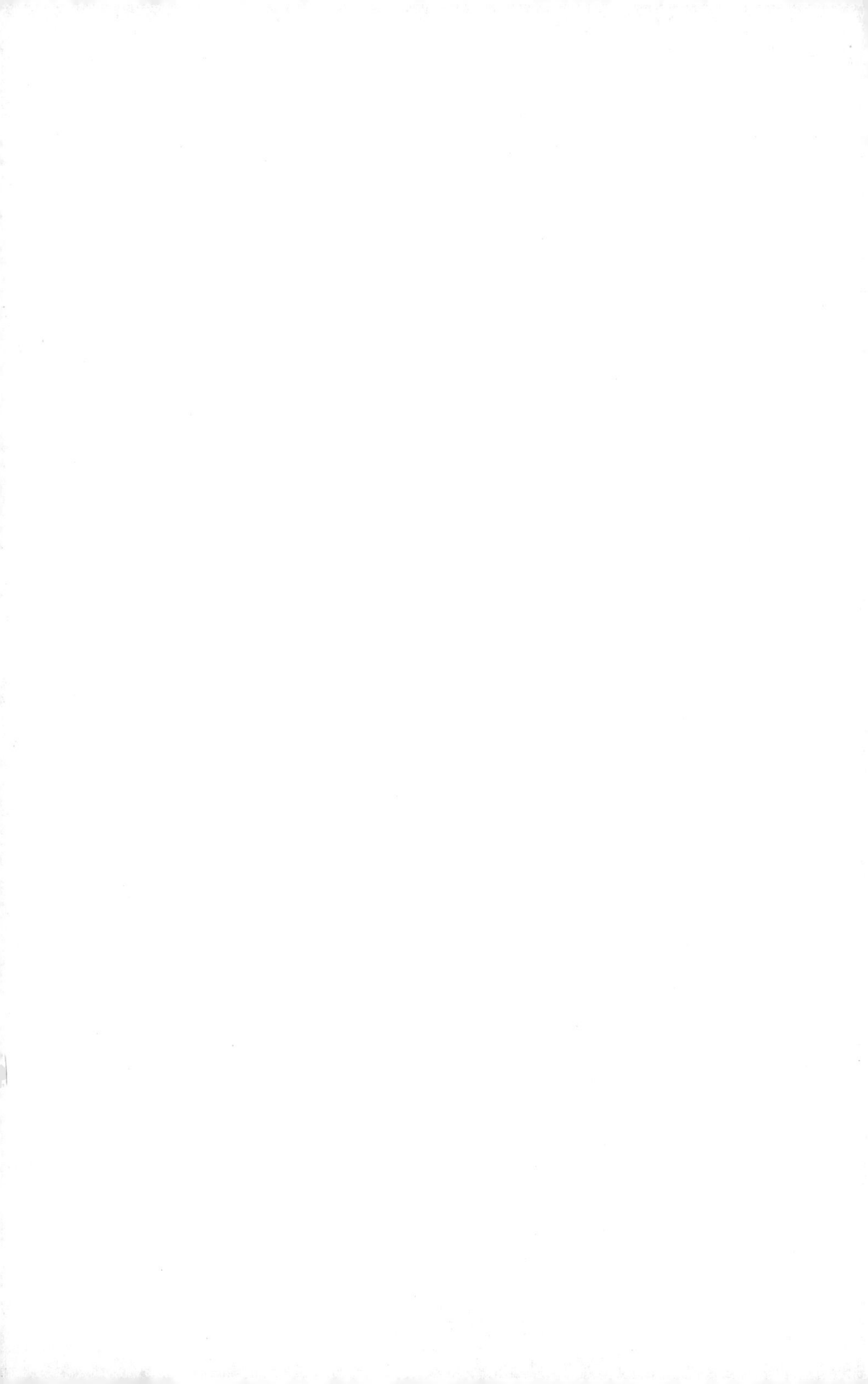

Jutta Altmann-Brewe

Schimmelpilze und Pilzinfekte

Richtig vorbeugen, gezielt behandeln

Ratgeber Ehrenwirth

Die Deutsche Bibliothek – CIP-Einheitsaufnahme

Altmann-Brewe, Jutta:
Schimmelpilze und Pilzinfekte : richtig vorbeugen, gezielt
behandeln / Jutta Altmann-Brewe. – München : Ehrenwirth, 1997
(Ratgeber Ehrenwirth)
ISBN 3-431-03492-6

ISBN 3-431-03492-6
© 1997 by Ehrenwirth Verlag GmbH, Schwanthalerstr. 91, D-80336 München
Umschlag: Konturwerk, Rainald Schwarz, München
Umschlagfoto: Tony Stone Bilderwelten, München
Satz: ew print & medien service, Würzburg
Druck: Schoder Druck, Gersthofen
Printed in Germany

Inhalt

Vorwort

Schimmelpilze können die Gesundheit des Menschen nicht nur belasten und beeinträchtigen, sondern auch schwere Schäden hervorrufen. Wer gegen Schimmelpilze und/oder deren Stoffwechselprodukte sensibilisiert ist, kann durch Pilzsporen, Pilzgifte, Pilzenzyme sowie durch die Trümmerteilchen ihrer abgestorbenen Zellen ernstlich erkranken. Meistens gibt es zunächst kein einheitliches Krankenbild, und die Symptome sind recht diffus: Haut und Schleimhaut, Magen, Darm, die Atemwegsorgane, das Zentralnervensystem, Herz und Kreislauf, Gelenke und Muskeln können betroffen sein und einzeln oder zusammen reagieren.

Daß die Diagnose von Pilzinfekten schwierig ist, liegt daher auf der Hand. Hinzu kommt das grundsätzliche Problem, daß die Erkenntnisse über Vorkommen und Lebensbedingungen der Schimmelpilze nicht gerade zum Alltagswissen gehören. Selbst in der Medizin wird die Mykotoxologie vernachlässigt, obwohl das Grundlagenwissen verfügbar ist und es auch exakte diagnostische Verfahren und Tests gibt.

Dieses Buch möchte Wegweiser und Ratgeber im Alltagsleben sein und auch im Falle von Erkrankungen durch Pilzinfekte Hinweise zur Behandlung und zur künftigen Vermeidung geben.

Einleitung

Die Fachgruppe Mykologie am Robert-Koch-Institut Berlin (ehemaliges Bundesgesundheitsamt) warnt im Bundesgesundheitsblatt 9/1990: »Bedeutung von Pilzinfekten nicht unterschätzen!« Unter dieser Überschrift erklärt sie in ihrem Artikel: »Wissenschaftler aus dem In- und Ausland bezeichnen die Lehre von den Pilzen, die Mykologie, als ›Stiefkind‹ des Gesundheitswesens. Sie weisen auf einem vom BGA und der Deutschen Krebsgesellschaft 1990 veranstalteten Symposium in Berlin auf die immer tödlicher werdenden Gefahren durch Pilzinfekte wie auch auf die von Ärzten oft verharmlosten Hefepilzinfekte hin. Betont werden die häufig gravierenden Wissenslücken hinsichtlich Bedeutung, Diagnostik und Therapie von Pilzerkrankungen in Praxis und Klinik. Es wird gefordert, die Mykologie künftig stärker zu beachten, sie ernst zu nehmen, neben verstärkter Grundlagenforschung und interdisziplinärer Kooperation besonders Lehre und Ausbildung für Mykologen und Hilfspersonal zu ermöglichen, vorbeugende Aufklärung für Risikopatienten und Überwachung krankenhaushygienischer Maßnahmen.«

Die hier betonten Versäumnisse in Forschung und Lehre der Mykologie und ganz besonders der Mykotoxikologie haben bis heute für viele Patienten fatale Folgen. So berichteten Wissenschaftler, daß in den alten Bundesländern jährlich ebenso viele Menschen an unerkannten Pilzinfekten sterben wie Verkehrsopfer auf den Straßen.

Das Phänomen der Candida-Infekte – auch heute noch von einem Teil der Mediziner besonders bei Frauen als Modekrankheit heruntergespielt – ist den meisten Umwelt- und Erfahrungsmedizinern wie auch ganzheitsorientierten Ernährungswissenschaftlern geläufig. Pioniere auf dem Gebiet der klinischen Mykologie in Deutschland, zum Beispiel der inzwischen verstorbene Professor Rieth (früher Hamburg-Eppendorf) und Professor Staib (früher BGA, Robert-Koch-Institut, Berlin, heute im Ruhestand) haben in den Fachorganen und allgemeinen Medien immer wieder auf das Vorhandensein von Schimmelpilzen und Hefen im Körper und ihre Gefahren hingewiesen. Um die Pilzallergieforschung und eine breite Aufklärungsarbeit für Ärzte und Patienten haben sich besonders Dr. W. Jorde, Mönchengladbach, und seine Mitarbeiter verdient gemacht.

Pilze, die sich in jedem Organismus befinden, können Störungen der Abwehrkraft beziehungsweise Immunität auslösen und diese auch ganz lahmlegen. Besonders anfällig für solche Störungen sind chronisch Kranke wie Diabetiker, Patienten, die sich einer Langzeitbehandlung mit Antibiotika und Hormonpräparaten unterziehen müssen, Jugendliche in der Pubertät, Frauen in der Schwangerschaft und in den Wechseljahren, Personen mit Infekten, mit unverträglichen Materialien im Körper wie zum Beispiel Amalgam, Metalle bei Knochennagelungen und Herzschrittmacher, Allergiker, alte Menschen und kleine Kinder. Durch die immunsuppressiven Stoffwechselprodukte der Pilze, die das Pilzwachstum begünstigen, können immer mehr Pilze die Haut- und Schleimhautbarrieren überwinden und in den Organismus eindringen. Im warm-feuchten Milieu finden sie ideale Lebensbedingungen, können sich intensiv vermehren, immer mehr immunsuppressive Stoffwechselprodukte produzieren und somit ihr eigenes Überleben im »Wirt Mensch« sicherstellen.

Pilzstoffwechselprodukte können an sich allergen sein. Pilze verursachen unter Umständen Infekte, sie wirken nieren- und lebertoxisch, genschädigend und krebserregend. Man schreibt ihnen auch eine psychogene und neurotoxische Wirkung zu. Pilze wurden in früheren Zeiten von den Schamanen als Drogen genommen; psychogene Pilze,»magic mushrooms«, werden auch heute noch gesucht und verwendet. Die Psychodroge LSD ist die synthetische Form des Mutterkorngiftes. Schon vor mehr als dreitausend Jahren wußten die Ägypter von der unglaublichen Giftwirkung von Pilzstoffwechselprodukten.

Seit 1994 gibt es Ansätze für eine internationale Forschung auf dem Gebiet der Mykotoxikologie. Am 1. Februar 1994 gab die WHO-Zentrale in Genf den offiziellen Startschuß für das »WHO-Collaborating Centre for Mycotoxins in Food« (WHO-CCMF) in Deutschland. Vorsitzender des Zentrums ist Professor Antonio V. Costantini, der sich bereits über zwölf Jahre mit Pilzen und ihren Giften befaßt und sie in Verdacht hat, an einer Reihe von »Zivilisationskrankheiten« schuld zu sein. Es wurden intensive Kontakte zu Wissenschaftlern in der ganzen Welt geknüpft, die schon über Mykotoxine forschen. (Bis Anfang 1996 haben sich Wissenschaftler aus fünfzig Ländern registrieren lassen.)

So ist die Möglichkeit gegeben, ein globales Netzwerk regionaler Arbeitsgruppen aufzubauen, die den Zusammenhang zwischen Mykotoxinen und menschlicher Gesundheit gemeinsam erforschen.

»Wir wissen aus Tierversuchen, daß Mykotoxine Krankheiten wie Gicht, Arteriosklerose und Krebs auslösen können. Nun ist es an der Zeit, diese

Erkenntnisse auch auf den Menschen praktisch anzuwenden. Denn Untersuchungen haben gezeigt, daß sich verschiedenste Mykotoxine im Blut, im Gewebe und in der Muttermilch nachweisen lassen«, so Costantini. Infolge der großflächigen Einführung der Bio-Kompostierung organischer Abfälle und der Sammlung von »Wertstoffen« in den sogenannten »gelben Säcken« hat die Erforschung und Bewertung von biologischen und mikrobiologischen Emissionen aus den Kompostier- oder Sortieranlagen, die den Emissionen aus den »intensiven Tierhaltungen« in ihrer pathogenen Potenz sehr ähnlich sind, durch die Arbeitsmedizin erhebliche Fortschritte gemacht. Für Verbraucher- und EU-Arbeitsrichtlinien werden Rückstände von Pilzgiften in Futtermitteln, von latenten Medikamentengaben, von Interaktionen mit Pestiziden zu erforschen sein, ebenso die Gefahren der biotechnischen Fermentationsverfahren mittels gentechnisch veränderter, toxinbildender Pilz-Starterkulturen, deren Unbedenklichkeit sehr fraglich ist und die für viele Allergiker eine erhebliche Gefährdung darstellen.

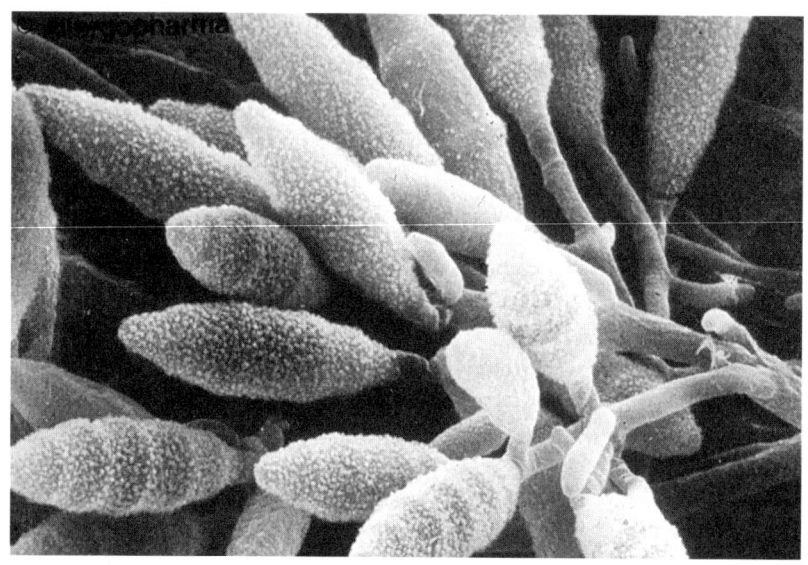

Schimmel- und Hefepilze unter dem Mikroskop:
oben: Mikrosporum canis,
unten: Candida albicans
(Fotos: Dr. med. W. Jorde)

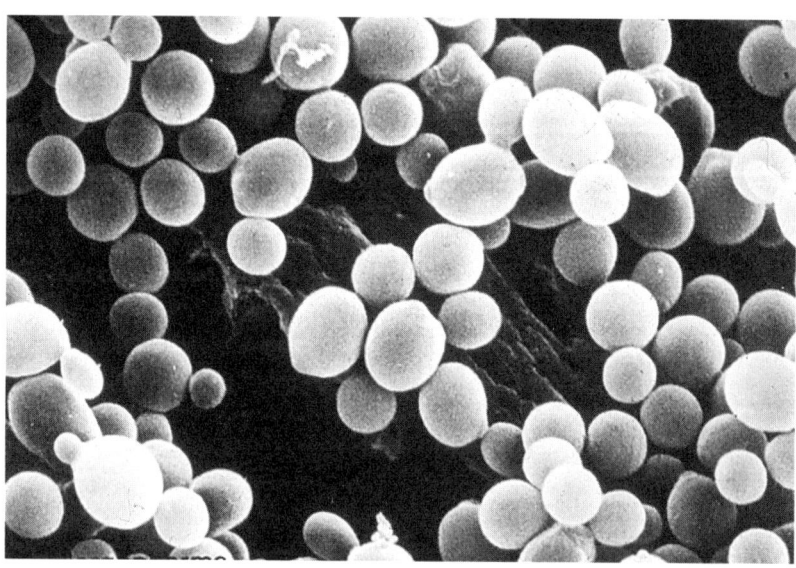

Schimmel- und Hefepilze

Allgemeine Ökologie

Pilze werden wie Algen den Lagerpflanzen zugeordnet, weil sie im Unterschied zu anderen Pflanzen nicht in Wurzel, Sproß und Blätter gegliedert sind. Gemeinsam ist allen Pilzen, daß ihre Zellwände Chitin enthalten, das bei anderen Pflanzen nicht vorkommt, wohl aber im Außenskelett von Insekten und anderen Nichtwirbeltieren. Sie leben saprophytisch, also auf totem organischem Material, aber auch parasitär, indem sie ihre Nahrung von bestimmten Geweben lebender Pflanzen, Tiere oder Menschen nehmen. Etwa 500 Arten sind Parasiten. Von 300 Arten weiß man, daß sie für Menschen und Wirbeltiere giftig sein können (Reiss); fast 400 Pilzgifte werden von ihnen produziert.

Pilze vermehren sich in der Regel durch Sporen oder Konidien. Diese sind sehr klein und leicht. Sie werden von Wind und Wasser, in winzigen Nebeltröpfchen bei hoher Luftfeuchtigkeit oder von Tieren, vor allem Insekten, verbreitet.

Für Wachstum und Vermehrung benötigen Pilze Sauerstoff. Viele Pilzarten sind aber in der Lage, bei Sauerstoffmangel ihren Stoffwechsel von der Atmung auf Gärung umzustellen (Pasteur-Effekt). Die Produktion der Biomasse wird eingestellt, und die Zellen gewinnen ihre Energie über einen anderen Stoffwechselweg, wobei Ethanol und Kohlendioxid (CO_2) gebildet werden; als Stickstoffquellen dienen neben organischen Verbindungen für die meisten Arten auch Nitrat und Ammonium.

Man unterscheidet im allgemeinen zwei große Gruppen von Pilzen: solche mit Fruchtkörper, die Makromyzeten, die man zum Beispiel mit dem Erscheinungsbild des Wiesenchampignons assoziiert, und die Schimmelpilze und Hefen, die Mikromyzeten, die samtige, flockige Überzüge auf Lebensmitteln oder anderen Nährböden bilden. Sie nehmen – ähnlich wie Tiere – organisches Material aus Kohlenstoffquellen auf, da sie nicht über die Fähigkeit der Photosynthese verfügen. Der Begriff »Schimmelpilze« bezeichnet keine im biologischen Sinne systematische Einheit, sondern das Erscheinungsbild einer wissenschaftlich nicht definierbaren Gruppe. Ihr Aussehen, »schimmlig«, erinnert an das Fell eines weißen Pferdes, des »Schimmels«. Für die meisten Arten stellen klimatische Verhältnisse mit einer Luftfeuchtigkeit von 80% und Temperaturen um 20 °C ideale Lebens- und Fortpflanzungsbedingungen dar. Andererseits vermögen sie sich innerhalb kurzer Zeit an veränderte klimatische Bedingungen anzupassen. Der Regelstandort der meisten Schimmelpilzarten ist der Erdboden mit den darin enthaltenen überwiegend pflanzlichen Komponenten. Zusammen mit anderen Mikro- und Kleinstlebewesen (Würmern, Insekten) zerlegen (mineralisieren) sie Überreste von Pflanzen und Tieren in anorganische Stoffe, letztlich in CO_2 und Wasser. In der Biosphäre übernehmen sie gemeinsam mit Bakterien die letzte Stufe des natürlichen Recyclings. So schaffen sie die Grundlage für weiteres Pflanzenwachstum und damit auch für das Leben der Tiere und Menschen.

Schimmelpilze sind letztlich »ubiquitär«, das heißt, sie kommen wie Bakterien überall vor, man kann ihnen niemals ganz ausweichen. Sie stellen nur geringe Ansprüche an die Zusammensetzung des Nährsubstrats und gedeihen in einem weiten Bereich physikalischer Ökofaktoren. Das erklärt einerseits den unterschiedlichen Befall, andererseits ihr weltweites Vorkommen.

Es ist zweckmäßig, unter dem Begriff »Schimmelpilze« solche Pilze zusammenzufassen, die in erster Linie auf Lebens- und Futtermitteln wachsen, diese Substrate mit ihren Stoffwechselprodukten zersetzen und ungenießbar machen, eine nicht zu unterschätzende Zerstörungswirkung auch auf anorganischen Materialien entfalten und Warmblüter, also Mensch und Tier, krank machen können.

Die Hefepilze (Candida) sind in ihrer saprophytischen Form meist Sproßpilze, runde bis ovale Pilzzellen. Im lebenden Organismus parasitierend, bilden Hefepilze oft Fäden, Myzelien oder Pseudomyzelien, die tief in die Gewebe eindringen. Sie vermehren sich ungeschlechtlich durch Sprossung. Sie können Kohlenhydrate alkoholisch vergären und werden seit Jahrhunderten in der Nahrungsmittelherstellung und -verarbeitung (Brauen und Gären) verwendet.

Hefepilze können aber besonders in geschädigten oder schadstoffbelasteten Organismen schwere bis tödlich verlaufende Erkrankungen verursachen. Die Gefährlichkeit von Hefepilzen wurde früher unterschätzt. Pilzwissenschaftler (Mykologen) gab es lange Zeit nur vereinzelt. Auch an den medizinischen und tiermedizinischen Hochschulen wurde die Mykologie nur als Randdisziplin gelehrt. Erst seit einigen Jahren hat sich die Situation geändert.

Stoffwechsel der Schimmelpilze

Der *Grund- und Primärstoffwechsel* umfaßt die biochemischen Vorgänge, die in allen Organismen dem Aufbau, Umbau und der Erhaltung der Körpersubstanz dienen. Primärmetaboliten (= Primär-Stoffwechselprodukte) erfüllen lebensnotwendige Aufgaben innerhalb der Einzelzelle. Hierzu werden die niedermolekularen Bestandteile der Zelle sowie die Zwischenprodukte des Intermediärstoffwechsels gezählt. Fein abgestimmte Regulationsmechanismen innerhalb der Zelle sorgen dafür, daß gerade nur soviel Primärmetaboliten gebildet werden, wie wieder verbraucht werden.

Der *Sekundärstoffwechsel* ist nur auf bestimmte Arten beschränkt. Die Sekundärstoffwechselprodukte werden häufig in begrenzten Entwicklungsphasen der Organismen gebildet, entstehen aus Zwischenprodukten des Primärstoffwechsels und haben meist keinen erkennbaren direkten Wert für die Zelle, die sie bildet. Die Sekundärstoffwechselprodukte sind aber keinesfalls biologisch nutzlos, ihre Bedeutung macht sich erst auf der Ebene des Gesamtorganismus bemerkbar, indem sie sein Wachstum und seine Verbreitung fördern. Ein Beispiel sind die von pflanzenparasitären Pilzen gebildeten »Phytotoxine«, die die Wirtspflanze schädigen und somit dem Pilz die Ausbreitung im Wirt erleichtern.

Diese Pilzstoffwechselprodukte haben also für den Wirt, ob Pflanze, Tier oder Mensch, eine schädigende bis krankmachende oder gar tödliche Wirkung (Mykotoxine). Es kommt auf die Empfindlichkeit des Wirtes an, wie stark diese Toxine ihn schädigen. Das zu wissen ist wichtig, um die krankmachende Wirkung von Pilzstoffwechselprodukten auf Menschen begreifen zu können! Das gilt für alle Erkrankungsarten wie Infekte, Allergien und Vergiftungen und sollte auch in bezug auf die industrielle Produktion von organischen Produkten und Lebensmitteln mittels Schimmelpilzen bedacht werden.

Der Sekundärstoffwechsel kann einen Organismus dazu befähigen, seinen Stoffwechsel den sich ändernden Umweltbedingungen anzupassen. Dies ist gerade für Schimmelpilze, die oft rasch wechselnden chemischen und physikalischen Faktoren ausgesetzt sind, von entscheidender Bedeutung.

Sekundäre Stoffwechselprodukte werden erst dann gebildet, wenn die rasche Wachstumsphase mit intensiver Verarbeitung von Glucose unter dem Einfluß des entstandenen Mangels an Nährstoffen abschließt. Jetzt können die einzelnen primären Stoffwechselprodukte nicht mehr weiterverarbeitet werden. Sie reichern sich in der Zelle an und aktivieren Enzyme (Fer-

15

mente, Eiweiße, die im lebenden Organismus chemische Reaktionen beschleunigen) oder verursachen die Produktion von Enzymen, durch die sie dann in Sekundärstoffwechselprodukte umgewandelt werden. Sekundärstoffwechselprodukte sind demzufolge Resultate eines gehemmten Wachstums. Die bei Pilzen durch Nährstoffmangel bewirkte »Umschaltung« des Stoffwechsels wird äußerlich von der Bildung der Dauerorgane (Sporen/Konidien) begleitet. Durch Nährstoffmangel oder Anhäufung der für die Pilze selbst giftigen Sekundärstoffwechselprodukte sterben die alten Zellen ab. Das heißt: die »abgestorbenen Pilze« und ihre Trümmer, die zerfallen, sind hochgiftig! Sie sind mit den Trümmern gramnegativer Bakterien Bestandteile der Endotoxine (z. B. im Stallstaub/Hausstaub/Erdboden).

Myko-Endotoxine sind Trümmer der Zellwände abgestorbener Schimmelpilze und haben (durch die Anhäufung ihrer eigenen Toxine) eine erhebliche Giftwirkung, wenn sie eingeatmet oder durch Lebensmittel aufgenommen werden.

Alternaria: 40 verschiedene Arten, die zu den Schwärzepilzen gehören. Kommen vor im Boden, in der Gartenerde, auf Gemüse, Getreide, Packmaterial, Textilien, in Gebäuden und Tierställen (als Wandschimmel).
Sie bilden schwarze Überzüge auf Getreideähren, besonders in nassen Perioden, schwarze Flecken auf Obst und Wurzelgemüse, die weich und matschig werden.
Sie können alle Materialien – einschließlich Kerosin – abbauen. Sie bilden Mykotoxine wie Alternariol und Tentoxin, werden oft als Allergen identifiziert.
Sie wachsen optimal bei 20–30 °C, Mindesttemperatur 0–5 °C, Höchsttemperatur 35 °C (gilt für die meisten Arten).
Alternaria citri: Infiziert Zitrusfrüchte schon auf dem Baum. Kommt während der Lagerzeit zur Entwicklung. Befällt auch Tomaten. Verursacht schwarze Flecken auf der Schale und matschige Faulstellen unter dem Pilzrasen. Bildet Mykotoxin.
Alternaria solani: Erreger der Dürrfleckenkrankheit der Kartoffelblätter. Bei der Ernte werden die Knollen infiziert und bekommen im Lager Alternaria-Hartfäule. Bildet Mykotoxin.

Alternaria tenuissima: Sehr häufige Art im Boden und praktisch auf allen Pflanzen. Schwächeparasit auf lagerndem Obst und Gemüse, wo schwarze, weiche Faulstellen entstehen.

Aspergillus (Gießkannenschimmel/Kolbenschimmel): Etwa 150 Arten. Kommt im Erdboden und vor allem im warmen Zonen vor, auf vielen landwirtschaftlichen Produkten und Futterarten. Er kann sich aber wie fast alle Pilze an »ungünstige Lebensbedingungen« gewöhnen und in unseren Breiten zu einer Gefahr werden.

Beim Menschen besiedelt diese Gattung vor allem das bronchopulmonale Organsystem, sie überwindet dort die Schleimhautbarrieren mit ihren Enzymen und findet – vor allem bei Menschen mit einer Vorschädigung – im warm-feuchten Milieu des Organismus ideale »Lebensbedingungen«. In der Lunge können klumpenförmige Pilzkolonien entstehen, die Myzelansammlungen mit einem Durchmesser bis zu 5 cm bilden, sogenannte Aspergillome. Diese können sogar Bluthusten verursachen. Daneben können auch Innenohr und äußerer Gehörgang, Arterien, Nasennebenhöhlen, von dort aus selbst die Augen befallen werden.

Beispiel: In Regionen mit einer großen Anzahl von Geflügelställen sind Menschen der engeren Umgebung erblindet, vermutlich durch die Belastung von Pilzen, vor allem von Aspergillus-Arten, der Stallstäube und des Geflügelmists, der getrocknet (lebensgefährlich!) oder als Flüssiggülle gelagert – und »entsorgt« – werden muß.

Aspergillus-Arten sind besonders »thermotolerant«, das heißt, sie wachsen auch noch bei höheren Temperaturen, teilweise bis um 60°C. Häufig findet sich der Pilz im Vogelkot! Aspergillen sind auch häufig auf Substraten anzutreffen, die eine »Selbsterhitzung« entstehen lassen können, wie zum Beispiel Heu, Kompost, Torf, Blumenerde und Müll. Silofutter und Importfuttermittel sind ebenfalls oft mit Aspergillus kontaminiert.

Aspergillus flavus, Aspergillus parasiticus: Sind sehr wärmeliebend, kommen überall in Böden und auf Getreide vor. Jedes Lebensmittel kann durch diese Arten kontaminiert werden. Wenn die Umweltbedingungen für sie günstig sind, bilden sie Aflatoxine. Sie können sich nicht nur bei Wärme sehr vermehren, sondern sich auch an circa 10°C gewöhnen. Auch in kühlen Regionen ist kein pflanzliches Produkt »absolut frei« von Aspergillus. Die Konidien sind bei beiden anfangs gelb, werden dann olivgrün, im Alter braungrün. Aspergillus flavus bildet häufig rotbraune Sklerotien (harte Pilzfäden).

Sie können neben Aflatoxinen auch Kojisäure und andere Mykotoxine bilden. Aflatoxine sind stark lebertoxisch und können Leberkrebs auslösen!

Aspergillus fumigatus: Schimmelpilz mit der stärksten pathogenen Potenz! Weltweit verbreitet und thermotolerant, kann sich noch bei höheren Temperaturen verbreiten. Kommt besonders in Müll/Biomüll, Silofutter, Kompost, Vogelkäfigen vor, sehr oft in Blumenerde in Wohnungen – und ist selbst in Kliniken nachgewiesen worden. Staib hat bei 66,7 Prozent von untersuchten Topfpflanzen Aspergillus fumigatus festgestellt. Besonders die Erde von Pflanzen, die über einem Heizkörper stehen und ständig eine hohe Eigentemperatur besitzen, enthält einen hohen Anteil vermehrungsfähiger Elemente dieser Spezies.

Bei aus der Erde von Zimmerpflanzen stammenden Aspergillus-fumigatus-Stämmen wurden Antigene isoliert, die weitgehend mit den Antigenen im Auswurf lungenkranker Patienten und im Wundsekret eines Patienten mit Verbrennungen übereinstimmten.

Immer wieder muß darauf hingewiesen werden, daß Patienten mit einer gestörten Immunität »Pilzkontaminanten« gegenüber stark gefährdet sind. Ist die Abwehrkraft eines Menschen gestört, kann Aspergillus – Gliotoxine produzieren, die eine weitere Hemmung der körpereigenen Immunmechanismen (wie Hemmung der Phagozytose durch Makrophagen) bewirken. Aspergillus fumigatus wäre damit in der Lage, ein Toxin zu bilden, das ihm sein Überleben im »Wirtsorganismus Mensch« sichert! Gliotoxin wirkt stark immunsuppressiv, es wird von Experten mit dem klinischen Ausbruch von Aids in Zusammenhang gebracht. Aspergillus fumigatus ist auch in der Lage, antibiotisch aktive Substanzen zu produzieren (Fumigacin/Ergot. Alkaloide). Wirkung: Systemmykosen der Lunge, Einbruch in Blutgefäße und Streuung in andere Organsysteme, schwere allergische Reaktionen bei sensibilisierten Personen.

Aspergillus glaucus: Kommt auf stark zuckerhaltigen Substraten vor wie Konfitüren, Saftkonzentraten, Trockenfrüchten, Haferflocken, Pralinen, Marzipan.

Unterschiedlich gefärbte Konidien bei den einzelnen Arten. Seine optimale Wachstumstemperatur: bei 30–43°C. Er ist in der Lage, als Mykotoxine Kojisäure und Ochratoxin (stark nierengiftig) zu bilden.

Aspergillus niger: Kommt überall im Erdboden vor. Ein wichtiger Besiedler und Verderber von Lebensmitteln und Materialien. Zerstört Farben, Leder, Kunststoff, unter tropischen Bedingungen auch optische Gläser, Papier, Packstoffe. Er ist der Hauptvertreter einer Gruppe Aspergillen mit schwarzgefärbten Konidien. Stark pathogene Eigenschaften. Er kann Oxalsäure und Kojisäure produzieren.

Anwendung: Mit ausgewählten Rassen dieser Art werden viele Produkte für die Wirtschaft hergestellt, zum Beispiel Zitronensäure, Gluconsäure, verschiedene Amylasen, Proteasen, Pektinasen, Zellulasen, Invertase, Lipasen, Glucoseoxidase, Laktase, Katalase, Naringinase und Gluconase.

Aspergillus orysae: Kommt auf allen Böden und auf landwirtschaftlichen Produkten vor. Myzel ist meist farblos; gelegentlich Lufthyphen. Konidienfarben: Schwarz, Braun oder Grün, in jungen Stadien oft Gelb. Ist dem Aspergillus flavus sehr ähnlich, bildet aber keine Aflatoxine.

Anwendung: Traditionsgemäß als Starter bei der Herstellung verschiedener ostasiatischer Spezialitäten verwendet. Mit Hilfe einiger Isolate werden Enzympräparate und organische Säuren gewonnen. Wird zunehmend in biotechnischen Prozessen in Großfermentern weltweit eingesetzt.

Clavizeps purpurea – Mutterkornpilz – Grano cornuto: Kommt in Europa, Asien, Nordafrika vor. Fakultativer Parasit (kann sich sowohl von lebenden Organismen als auch von totem Material ernähren) auf Gräsern, Roggen, Gerste, Mais und seit einigen Jahren auch auf Weizen und auf Hafer. Sklerotien: spindelförmig, außen violettschwarz, innen weiß, 2–3 cm lang. Aus den abgefallenen Sklerotien entwickeln sich im Frühjahr winzige gestielte Fruchtkörper mit fädrigen Ascosporen (sexuell entstandene Sporen). Die moderne Mühlentechnik kann die Sklerotien aufgrund ihrer Dichte problemlos von den Körnern trennen.

Droge: Secale cornutum, Mutterkorn: über Kalk getrocknetes Dauermyzel. Der Geschmack soll süßlich sein. Tödliche Dosis für den Menschen = 5–10 g frisches Mutterkorn.

Wachstum: Im Frühjahr gelangen die Ascosporen mit dem Wind auf die Narben der Wirtspflanzen. Hyphen wachsen durch den Griffel in den Fruchtknoten ein und bilden dort ein dichtes Myzel, das Konidien und eine süßliche Flüssigkeit (Honigtau) entwickelt. Angelockte Insekten verschleppen die Konidien auf gesunde Pflanzen. Das Myzel entwickelt sich zu den hornartigen Sklerotien. Wenn das Feld rechtzeitig mit Fungiziden (Pilzbekämpfungsmittel) behandelt wird, entsteht kaum Befall. Bei biologisch angebautem Getreide ist die Kontaminationsgefahr größer.

Mykotoxine: Mutterkorn enthält als Wirkstoffe 0,1–0,8 Prozent Lysergsäurederivate von Indolalkaloiden wie Ergonovin – Ergocristin – Ergocryptin – Ergometrin – Ergotaminin – Ergotamin – Ergostin.

Der Pilzexperte der Forschungslabors der Firma Sandoz AG Basel, Albert Hofmann, synthetisierte bereits im Jahr 1938 das Gift des Mutterkorns, Psilocybin – und fand LSD. Noch völlig in Unkenntnis über die immense Toxidität des LSD, hat er unabsichtlich die Substanz fünf Jahre später in einem Selbstversuch getestet. In seinem Protokoll schrieb er:»Alle Anstrengungen meines Willens, den Zerfall der äußeren Welt und die Auflösung meines Ichs aufzuhalten, schienen vergeblich! Ein Dämon war in mich eingedrungen und hatte von meinem Körper, von meinen Sinnen und meiner Seele Besitz ergriffen!«

Cladosporium herbarum: Weltweit häufigste Pilzart auf abgestorbenen pflanzlichen Materialien.

Langsam wachsende Kolonien, meist olivbraun bis schwarzbraun, samtig, durch massenhafte Konidien wie schwarz gepudert. Die Konidien werden vom Wind sehr leicht verbreitet und durch Luftströmungen über Wüsten und Ozeane transportiert. Bei steigender Temperatur, Licht und Trockenheit werden die Konidien von der»Mutterpflanze« bevorzugt freigesetzt. Das Myzel ist durch eingelagerte Melanine dunkel gefärbt.

Wachstumsbedingungen: 7–32°C, pH 3,1–7,7. Bei feuchter Witterung optimale Bedingungen zur Bildung von Konidien. 1 mg Myzeltrockengewicht produziert bis zu 104 Konidien.

Mykotoxine: Gibberelline (Wuchsstoff für höhere Pflanzen). Myzelextrakte sind für manche Warmblüter toxisch.

Konidien bilden auch Wandschimmel.

Allergene Wirkung der Konidien für sensibilisierte Personen (Saunabenutzer-Krankheit).

Epicoccum purpurascens; Epicoccum nigrum (Schwärzepilze): Kommen auf absterbendem oder abgestorbenem pflanzlichem Material, auf altem Papier, Textilien, an Insekten, auf der menschlichen Haut, im Sputum und häufig in der Luft vor.

Langsam wachsende Kolonien, wollig oder filzig, anfangs gelblich, später braun, auch auf der Unterseite der Kolonie. Konidien rund bis birnenförmig, goldbraun bis dunkelbraun. Die Konidien werden von den Konidienträgern aktiv abgetrennt, oft in großer Zahl gleichzeitig, und durch den Wind verbreitet. Auf absterbenden Pflanzenteilen erscheinen die Kolonien oft als kleine schwarze Pusteln.

Wachstumsbedingungen: Mindesttemperatur –4°C, maximal 45°C; pH-Bereich 3–9. Kurzwelliges UV-Licht fördert die Konidienbildung stark.

Mykotoxine: Ergosterol, Flavipin – antimykotisch, phototoxisch. Die Konidien können inhalative Allergien hervorrufen.

Fusarium-Arten: Circa 250 Arten sind bekannt; viele der Kolonien sind rötlichrosa gefärbt. Weltweit verbreitete Bodenbewohner. Am Abbau zellulosehaltiger Pflanzenreste maßgeblich beteiligt. Lagerschädlinge, Pflanzenparasiten, oft an spezifische Arten angepaßt. Die Konidien überwintern im Boden und können im Frühjahr die neuen Pflanzen wieder infizieren. In Deutschland ist das Getreide zu 51–70 Prozent befallen. Auf Rohstoffen, Lebens- und Futtermitteln werden während des Wachstums oft Fusarium-Toxine gebildet, die den unterschiedlichsten chemischen Gruppen angehören.

Die Konidien sind sichelförmig: einzellige Mikrokonidien, mehrzellige Makrokonidien, in Pusteln oder schleimigen Massen. Vegetative Hyphen werden oft zu derbwandigen Dauerorganen (sog. Chlamydosporen) umgebildet.

Wachstumsbedingungen: optimale Temperatur 25–30°C; mindestens –3 bis –5; maximal 31–37°C, pH 2–9. Für Kulturen ist kurzwelliges UV-Licht im Tag-Nacht-Rhythmus von Vorteil.

Bildung von Mykotoxinen: Zeralenon (bewirkt Fruchtbarkeitsstörungen), Trichothecene (Unterdrückung des Immunsystems, giftig für Haut- und Nervenzellen, kann Mißbildungen verursachen), Moniliformin (Gewebszerstörung), Fusarin C (krebserregend, genverändernd), Fumonisin (krebserregend).

Ursache von vorwiegend in Osteuropa bekannten Erkrankungen nach Verzehr von Brot, hergestellt aus von Fusarien befallenem Getreide, das auf dem Feld überwinterte: »Alimentäre Toxische Aleukie« (ATA). Größte Ausbrüche 1942 und 1947 in der Sowjetunion, wo mehr als 10 Prozent der Bevölkerung erkrankten und viele starben.

Penicillium (»Pinselschimmel«): Etwa 670 Arten sind bekannt. Penicillien sind besonders in kühlen und gemäßigten Gebieten verbreitet und ein wesentlicher Bestandteil der Bodenflora; in unseren Breiten die wichtigsten Verderbspilze. Sie treten weniger als Parasiten auf, sondern meistens als Lagerschädlinge. Braunfäule bei Obst. Materialzerstörer (selbst Steine) durch Säureausscheidung. Penicillien sind »Normalbesiedler« von Kühlschränken und allen Speisen. Sie werden sehr oft als Allergen identifiziert.

Myzel: septiert, meist farblos, gelegentlich Lufthyphen. Konidien: in Ketten und fast immer dunkelgrün. Gelegentlich Sklerotien.

Wachstumsbedingungen: optimale Temperatur 22°C, mindestens –2°C, maximal bis 40°C. Alle Arten sind anspruchslos. Die Bestimmung einzelner Isolate dieser Gattung ist schwierig und zeitaufwendig.

Etwa 30 Prozent scheiden auf nitrathaltigen Substraten Nitrit aus.

Mykotoxine: Citreoviridin (Nervengift, kardiale Beriberi), Citrinin (Nierengift, krebserregend), Cyclopiazonsäure (Nervengift, schädigt Milz, Bauchspeicheldrüse), Emodin (Erbrechen, Durchfall), Luteoskyrin (krebserregend), Ochratoxin A (kregserregend, nierenschädigend), Patulin (Zellgift), Penicillinsäure (Krebsgift), Penitrem A (Nervengift, Gift, welches Zittern auslöst), Rubratoxin A, B (krebserregend).

Anwendung als Starterorganismen in der Biotechnologie: als Camembertschimmel in der Käseproduktion, als Roquefortschimmel in der Blauschimmelherstellung. Über Penicillien werden sowohl Antibiotika als auch Antimykotika hergestellt (Antipilzmittel).

Rhizipus: Kommt weltweit im Boden vor, bewirkt Fäule auf Beeren- und Steinobst nach der Ernte, Schwarzfleckigkeit auf Frischfleisch bei zu hohen Temperaturen, auf Brot und Backwaren.

Hat unseptierte durchsichtige Hyphen, die auf oder im Substrat wurzelartige Fortsätze bilden (Stolonen). Sporangienträger: aufrecht bis zu 2 cm hoch (die bei Laborkulturen unter dem Deckel der Petrischale herauswachsen und den Brutschrank kontaminieren).

Wachstumsbedingungen: optimale Temperatur 25–26°C, mindestens 10°C, maximal 35–37°C, pH 6,8.

Seine Sporen können allergen wirken.

Wichtige Hefepilze

Es sind circa 1000 Arten bekannt, darunter Candida albicans, Candida krusei, Candida tropicalis, Cryptococcus neoformans, Turolopsis glabrata.

Hefen können eiweißspaltende Enzyme produzieren und damit die Schleimhaut des Wirtes durchdringen.

An Candidose erkrankte Individuen bilden Antikörper gegen diese Enzyme, die im infizierten Gewebe nachzuweisen sind.

Candida albicans: Kommt auf Früchten, in Milchprodukten, Obstsäften, an Getreideprodukten, ferner an Hygieneartikeln wie Zahnbürsten, Waschlappen, Schwämmen, Handtüchern vor.

Candida ist ein dimorpher (= zweigestaltiger) Pilz, der in der Regel bei Warmblütern und in ihrer Umwelt vorkommt.

Canditoxin: Japanische Forscher wiesen das immununterdrückende Canditoxin nach. Sie berichteten von verschiedenen Candida-Stämmen, die die Anzahl der B- und T-Lymphozyten im Blut mindern und deren Funktion beeinträchtigen. Solche Toxine steigern außerdem die Gefäßdurchlässigkeit, begünstigen die Freisetzung von Histamin und können anaphylaktische Reaktionen induzieren.

Bei massivem Candida-Befall werden durch Gärungsprozesse im Magen-Darm-Trakt Alkohole beziehungsweise Fuselalkohole oder -öle gebildet, die leber- und genschädigend wirken (Säuferleber ohne Alkoholismus!).

Cryptococcus neoformans: Kommt in der Erde, in Früchten und Milch vor, weit verbreitet in Vogel- und Geflügelkot. Eine von einer schleimigen Kapsel umgebene Hefe, Erreger der Cryptococcose, einer Mykose, die Haut, Knochen, Lunge und Gehirn des Menschen befallen kann.

Ethanol/Äthylalkohol/Weingeist/Alkohol: Wird unter anaeroben (Luftabschluß) und mikroaeroben Bedingungen von sehr vielen Hefearten, auch von Bakterien und höheren Pflanzen (lagernde Äpfel) gebildet.

90 bis 96 Prozent des oral aufgenommenen Alkohols werden in der Leber durch Alkohol-Dehydrogenase zu Acetaldehyd oxidiert, das eindeutig gentoxisch wirkt und spezifische Krebserkrankungen erklärt.

Habitate der Schimmelpilze

Wichtig ist, daß Ärzte und Patienten die Lebensmöglichkeiten und Eigenarten dieser krankmachenden Mikroorganismen kennenlernen, damit Schutzvorkehrungen gegen große Belastungen getroffen werden können. Schimmelpilze kommen, wie bereits erwähnt, überall vor. Sie gedeihen auf allem Pflanzlichen, in allen Böden, besonders in Wald-, Acker- und Gartenböden, aber auch in der Wüste und in Regionen bis an den Polarkreis.

In der Außenluft

Schimmelpilze sind Bestandteile des Aeroplanktons, das heißt der biologischen Bestandteile, die in der Luft vorkommen. Zu diesen zählen: Viren, Bakterien, Algen, Milben, Schmetterlingsschuppen, Fliegenbeine, Tierhaare, Pollen, Hautschuppen, Teilchen von Pflanzenfasern und besonders Schimmelpilzsporen, die in Form und Größe unterschiedlich sind.
Schimmelpilzquellen sind überall, wo es Feuchtigkeit, Erde und verrottendes Material gibt, besonders im Laub, Müll, Kompost und in der Gartenerde. Sie kommen an allen Pflanzen in Wald, Feld und Garten vor, in Tierställen, in Futtermitteln und Futtermittellagern.
Durch den heutigen schnellen Gütertransport gelangen Obst, Gemüse, Blumen aus allen Teilen der Welt in den Handel. Damit kommen wir mit Organismen in Kontakt, auf die unser Immunsystem nicht eingerichtet ist. Im Straßenstaub finden sich sehr viele Pilzsporen, besonders mit angelagerten Schadstoffpartikeln wie Dieselruß und Blei aus Benzin. In Großstädten kann jeder Liter Luft mehrere Millionen Teilchen Staub und Reizstoffe enthalten (aus Abgasen, Industrieemissionen, Abluft aus Verbrennungsanlagen). Auf dem Lande ist die Pollen-, Staub- und Pilzsporenbelastung der Luft erheblich. Daher gibt es auf dem Lande, besonders in Gebieten mit intensiver Viehhaltung und Ackerbau, mehr Asthmakranke als in manchen Städten.
In vielen großflächig angelegten Studien (Ring/Behrendt), vor allem an Schulkindern, wurde nachgewiesen, daß zum Beispiel Pollen in schadstoffbelasteten Gebieten mengenmäßig mehr produziert werden und aggressi-

ver in ihrer allergenen Potenz wirken als in unbelasteten Regionen. Menschen, die regelmäßig nach längeren Autofahrten sehr müde werden (Erschöpfungssyndrom), Kopfschmerzen, Migräne, Magen-Darm-Beschwerden oder Kreislaufprobleme bekommen, sollten berücksichtigen, daß eine erhebliche allergene Belastung, etwa durch Pollen, aber auch allergotoxisch wirkende Pilzsporen, per Autolüftung auftreten kann.

Viele Automobilhersteller bieten Filtersysteme an, die nur dann Erleichterung bringen, wenn sie regelmäßig gewechselt werden. In feuchtwarmem Milieu werden die Filter sonst zu Pilzschleudern.

Pilze und Luftfeuchtigkeit: Die medizinische Fachzeitschrift »Ärztliche Praxis« berichtete Anfang 1992 von einer australischen Studie, bei der nach der Ursache für gehäuft auftretende Asthma-Anfälle nach Regenwetter gesucht wurde. Man stellte fest, daß bei trockenem Wetter in Luftproben von einem Kubikmeter durchschnittlich 910 allergenhaltige Partikel enthalten sind, nach Regenfällen dagegen 53 982 Partikel. Allergietests an empfindlichen Patienten mit den Partikeln verliefen positiv.

Hoher Pilzgehalt in der Luft besteht besonders in den Monaten mit feuchtem, häufig wechselndem Wetter. Diese Monate sind Februar, März, April, September, Oktober und November, in denen auf feuchtes Wetter (erhebliche Pilzvermehrung) oft trockene Winde folgen (Verbreitung der Sporen). Es gibt aber auch Sorten, die trockenes und warmes Wetter bevorzugen, wie zum Beispiel Cladosporien im Sommer.

Manche Pilze können bis zu 20 Millionen Sporen pro Minute freisetzen, ein Vielfaches der Pollenmenge in der Luft. Der Vorgang der Sporenbildung unterscheidet sich von Pilzart zu Pilzart. So wird die passive Freisetzung der Sporen (Rhizopus z. B.) durch die Luftbewegung verursacht. Andere Pilze (etwa Askomyzeten) setzen die Sporen aktiv frei, indem sie sie »herausschleudern«; andere bilden schleimige Sporenballen, die an Insekten festhaften und dadurch verbreitet werden; wieder andere setzen die Sporen durch Wasserkontakt frei. Das Freisetzen der Sporen ist bei den unterschiedlichen Arten abhängig von: Lichtintensität, Feuchtigkeit, Temperatur, Erschütterung und Temperaturwechsel.

Es gilt aber in jedem Fall, daß Schimmelpilze sehr anpassungsfähig sind. Sie stellen nur geringe Ansprüche an die Zusammensetzung des Nährsubstrats und können in relativ kurzer Zeit ihre Lebensansprüche verändern. Dadurch werden sie ökologisch schwer faßbar. Ein und dieselbe Pilzart kann von Alaska bis zu den Tropen angesiedelt sein.

In der freien Luft ist die Lebensdauer von Pilzsporen von der Temperatur, von der Luftfeuchtigkeit, vom Wind und von der Sonneneinstrahlung abhängig. Allgemein gilt aber, daß Pilzsporen extrem widerstandsfähig und langlebig sind. Die Sporen von Alternaria- und Cladosporidium-Arten überwiegen in untersuchten Luftproben der verschiedenen Regionen der Erde. Bei besonders günstigen Luftströmungen und wetterbedingt aufsteigenden Luftmassen können Sporen (die leichter als Pollen sind) viele hundert Kilometer weit transportiert werden.

Bemerkenswert ist die Tatsache, daß Pilze sich im Normalfall sowohl geschlechtlich als auch ungeschlechtlich fortpflanzen können. Die geschlechtliche Fortpflanzung dient hauptsächlich der Erhaltung bei ungünstigen Lebensbedingungen, während die ungeschlechtliche Fortpflanzung für die rasche und erfolgreiche Vermehrung und Ausbreitung verantwortlich ist. Linskens/Jorde (1989): »Schimmel wird immer als ein Anflug von Vergänglichkeit, von Abbau und Zerfall empfunden – sehr zu Recht, denn im Kreislauf der Stoffe haben ja Schimmelpilze eine wichtige Funktion als Destruenten organischer Materialien, welche die Nährstoffelemente wieder in ihren Kreislauf zurückführen. Daß sie dabei ihren eigenen Metabolismus haben, dürfte die Ursache dafür sein, daß sie zugleich Allergenproduzenten sind. Die allgemeine Verbreitung der Schimmelpilze im Lebensraum der Menschen, auch wenn sie häufig infolge ihrer mikroskopischen Winzigkeit und ihres ›Schimmers‹ nicht erkannt werden, macht sie zu einem wichtigen Teil des Ökosystems, in dem der Mensch ebenfalls einen Teilfaktor darstellt.«

In Gebäuden

Wer an Schimmelpilz in Gebäuden denkt, hat sicherlich feuchte Kellergewölbe oder dumpfe, ungelüftete Räume vor Augen. Als Kontaminationsquelle kommt aber schon ein feuchter Fleck von der Größe eines Fünfmarkstücks hinter dem Schlafzimmerschrank in Frage.

Typische Schimmelpilzquellen sind:
— Stockflecken an Wänden, Möbeln, Teppichen und Gardinen
— Rückseite von Holzverkleidungen, Holzdielen
— Kachelwände in Küchen und Badezimmern
— Ausgüsse von Waschbecken
— Matratzen und Polstermöbel

26

Besondere Gefahren lauern in Blumentöpfen und in Luftbefeuchtern, die an Heizkörper aufgehängt oder zum Verdunsten in den Raum gestellt werden. Ein ideales Pilzversteck bieten heruntergezogene Decken in Altbauten, Fußböden, Fugen von Wandkacheln besonders in Naßräumen wie Badezimmer, Toiletten, Wasch- und Trockenräume, Küchen und Vorratsräume, undichte Stellen an Fenstern und Türen. Kellerräume, Dachböden, Wohnwagen, Zelte, Luftmatratzen, feuchte Ecken in Garagen und allen Gebäuden, in denen Tiere gehalten werden, sind immer erheblich pilzbelastet. Die Sporen gelangen in die Luft und werden eingeatmet.

Selbst aufwendiges Renovieren ist nicht immer erfolgreich, bringt oft nur vorübergehend Hilfe. Oft ist ein Wohnungswechsel nicht zu vermeiden.

Ähnlich wie das »Wohlbefinden« des Schimmelpilzes ist auch das des Menschen von einer gewissen Luftfeuchtigkeit abhängig; auch der Mensch fühlt sich wohl, wenn die Luft nicht zu trocken ist. Das Wohlbefinden wird aber auch erheblich gestört, wenn Wände feucht sind und Kälte ausstrahlen. Typhus, Asthma und Tuberkulose sind bekannte Krankheiten von Bewohnern sehr feuchter Wohnungen. Vor der Installierung von Zentralheizungen stellte das Trockenwohnen von Wohnungen und neuen Häusern ein gesundheitliches Problem dar.

Bei Feuchtigkeit treten als erstes Verfärbungen der befallenen feuchten Stellen auf (Stockflecken). Pilzsporen gibt es überall, die ersten Kolonien sind erst klein und punktförmig, werden größer und verwachsen schließlich zu einem Pilzrasen. Nach längerem Befall werden die betroffenen Baustoffe zerstört: Tapetenkleister wird zersetzt, die Tapete löst sich, Holz und Papier werden bröselig, Putz und Farben blättern ab. Der Schimmelpilz nutzt das Material oder Bestandteile davon als Nährsubstrat, was zur Folge hat, daß das Material allmählich zerstört wird.

Biologische Innenraumluftverunreinigung

Schimmelpilze bilden im Wohnbereich in den letzten Jahren eine zunehmende Erkrankungsursache. Die starken wärme- und lärmhemmenden Baumaßnahmen verhindern eine kontinuierliche Frischluftzufuhr in den Wohnräumen, so daß es zu einer erhöhten Feuchtigkeitsbelastung der Luft, besonders in Bereichen mit Kältebrücken und schlechter Außenisolierung, bis hin zur Kondenswasserbildung kommt, was wiederum das Pilzwachstum fördert. Feuchte Filter von Klimaanlagen, Warmluftheizungen und Lüftungsanlagen werden zu »Bakterien- und Schimmelpilzbrutstätten«.

Laut der »Ärztezeitung« (3/1993) sind durch unzureichend gewartete Klimaanlagen (raumlufttechnische Anlagen) mehr als drei Millionen Deutsche gesundheitlichen Gefährdungen ausgesetzt. Professor Exner (Hygieneinstitut des Ruhrgebietes) betonte, daß es gesicherte Erkenntnisse darüber gibt, daß durch Klimaanlagen Infektionen mit oft tödlichem Ausgang sowie schwerwiegende Allergien ausgelöst werden.

Nach den Angaben des Allergologen M. Schata sind vor allem Allergiker dadurch gefährdet; Allergene seien in der Außenluft meistens weniger konzentriert und weniger häufig als durch die Verbreitung per Klimaanlage. Verrottete und feuchte Filter sind ein idealer Nährboden für Schimmelpilze und Bakterien. Die Folgen für diejenigen, die in derart ausgestatteten Räumen arbeiten oder sich darin aufhalten müssen, sind: *Migräne, Gelenkschmerzen, Asthma, Müdigkeit, Haut- und Augenreizungen und auch Depressionen.*

Vor allem von den sogenannten »Wäschern« gehen gesundheitliche Gefahren aus, falls Kammern und Wasser nicht regelmäßig und häufig gesäubert und gewechselt werden. Die Anlagen, die der Luftbefeuchtung dienen, können sich zu gefährlichen Brutstätten für Bakterien (u. a. Legionellen), Schimmelpilze und Parasiten entwickeln. 1993 gab es – laut Schata – keine Vorschriften, die zwingend regelten, wie häufig die Filter ausgewechselt werden müßten. Der TÜV empfehle lediglich eine »Sichtkontrolle«. Die Vorschriften seien völlig unzureichend, da die Filter nicht offiziell kontrolliert würden.

Private Firmen, Ämter, Universitäten und Verwaltungen »drücken sich« häufig aus Kostengründen vor der regelmäßigen Wartung und Säuberung der Anlagen. Eine Wartung verschlingt jährlich immerhin 5 Prozent des Anschaffungspreises.

Exner fordert zur kontrollierten Wartung aller Klima- und Lüftungsanlagen die entsprechenden Gesetze und Verordnungen.

Gestützt auf Beratungen in der Innenraumlufthygiene-Kommission, hat das Umweltbundesamt zur Frage biologischer Innenraumluftverunreinigungen folgendes festgestellt (Bundesgesundheitsblatt 7/1995):

In der Öffentlichkeit habe sich in der Vergangenheit die Beschäftigung mit Fragen der Verunreinigung von Luft in Innenräumen überwiegend auf chemische Stoffe konzentriert (Formaldehyd, PCP, Tetrachlorethen). Zu Unrecht werde von biologischen Innenraumluftverunreinigungen wesentlich

28

seltener gesprochen. Dabei könnten diese zu Erkrankungen von erheblicher individualmedizinischer und epidemiologischer Bedeutung führen. Diese Erkenntnisse hätten sich im Bereich der Wissenschaft inzwischen durchgesetzt, würden aber bislang im öffentlichen Bewußtsein und im Rahmen gesetzlicher Regelungen nicht ausreichend gewürdigt. Biologische (d. h. durch lebende Organismen oder Teile von ihnen) Verunreinigungen in Innenräumen könnten entsprechend ihren Eigenschaften zu verschiedenen Wirkungen führen:
— Infektionen durch Bakterien, Viren, Pilze
— Allergien durch Milben, Tierhaare, Pilzsporen
— Toxische Reaktionen durch Schimmelpilze, die organische Verbindungen abgeben
— Geruchswahrnehmungen, unter anderem bedingt durch flüchtige organische Verbindungen, die durch die Aktivität von Mikroorganismen gebildet werden.

Von circa 30 Millionen Menschen, die in Deutschland von Allergien betroffen sind, sollen nach Aussage des Allergie- und Asthmabundes circa 50 Prozent Sensibilisierungen gegen Innenraumallergene aufweisen. In den alten Bundesländern sollen, einer Studie zufolge, in der Altersklasse der 25- bis 30jährigen über 25 Prozent gegen Inhalations-Innenraumallergene sensibilisiert sein.

Die häufigsten Innenraumallergien gehören zur IgE-vermittelten (durch Immunglobulin E vermittelten) Allergie mit Sofortreaktion an Schleimhäuten der Augen und des Respirationstraktes.

Auch bei der atopischen Dermatitis können Innenraumallergene eine Rolle spielen.

Wie bereits erwähnt, wachsen Schimmelpilze häufig auf feuchten, wenig belüfteten Oberflächen, zum Beispiel in Küche und Bad.

Es kommt hier zur Ansammlung von Mikroorganismen, die selbst oder mit ihren allergenen Bestandteilen mit dem Aerosol in die Raumluft abgegeben werden können.

Der Hausstaub kann eine Vielzahl organischer Verbindungen – auch mikrobiellen Ursprungs – enthalten, die ein hohes toxisches Potential besitzen. Als Beispiele sind Mykotoxine und Endotoxine zu nennen. Inhalierte Mykotoxine können – nach Resorption in den Blutkreislauf – auch systemische und toxische Wirkungen auf die verschiedensten Organsysteme ausüben.

Staubsauger – ein leidiges Thema

Hausstaub-, Milben-, Schimmelpilz-Allergiker und -sensibilisierte leiden unter Staubsaugern: Ein Großteil des Schmutzes, den diese vorne aufsammeln, pusten sie hinten wieder heraus!

Daher wurden zunehmend von den Herstellern bessere Staubsaugerfilter zur Säuberung der Abluft entwickelt. Dazu gehört zum Beispiel ein elektrostatisch aufgeladenes Kunststoffvlies. Der Luftstrom, der den Staub vom Boden saugt, befördert erst den gröbsten Schmutz in den Staubbeutel. Danach wird die Luft durch den Filter geführt, feine Staubpartikel bleiben im Vlies hängen.

Ein sogenannter S-Klasse-Filter kann die Leistung des Kunststoffvlieses noch erheblich verbessern. Als Filtermaterial wird ein Glasfaser-Vlies verwendet. S-Klasse-Filter sollten nach der DIN-Norm mindestens 99,97 Prozent der Partikel bis zu einer Größe von 0,4 Mikrometern zurückhalten.

Auf diese Ideen kamen die Staubsaugerhersteller, nachdem sie ein neues, stetig wachsendes Kundenpotential – die Allergiker – entdeckt hatten. Für diese Allergiker wird jede Arbeit, die Staub aufwirbeln kann, zur riskanten Tortur. Schon beim Anschalten wirbelt das Gerät erheblich Staub auf. Die Firma Siemens behauptet von ihren S-Klasse-Filtern, daß durch ihre Abscheideleistung von 99,997 Prozent bei einer Partikelgröße von 0,3 Mikrometern »selbst Allergikern das Staubsaugen ohne zusätzliche Belastung durch die Ausblasluft möglich ist«. Auch die Firma AEG preist ihren Ultra Filter: »Da atmen sogar Allergiker und Personen mit Atemwegserkrankungen auf!«

Das »ÖKO-Test-Magazin« (12/1994) wollte wissen, ob die teuren S-Klasse-Filter tatsächlich halten, was sie versprechen.

Bei den Untersuchungen wurden erhebliche Differenzen gegenüber den Angaben der Hersteller festgestellt. Schata erklärt, daß die werbewirksamen Prozentangaben der Hersteller sich nur auf Kurzzeitversuche mit dem separaten S-Filter beziehen. Beim Test ist geprüft worden, was die Filter bewirken, wenn sie im Gerät eingebaut sind und über eine längere Zeit Staub zurückhalten müssen.

»Tatsächlich spuckte das beste von allen getesteten Geräten im schlechtesten Fall noch bis zu 0,2 mg/m^3 Staub aus.«

Das ist etwa viermal mehr, als in der Raumluft herumschwirrt.

Ärzte empfehlen Allergikern (Hausstaub, Pilze, Milben) den Einbau einer zentralen Staubsauganlage. Dabei gelangt kein Staub in die Raumluft, sondern er wird über ein Rohrsystem entweder in die Außenluft abgeleitet oder in einem speziellen Sammelbehälter aufgefangen. Solche Anlagen können auch nachträglich in ein Haus eingebaut werden.

Das wichtigste beim Staubsaugen aber ist, daß die Staubbeutel regelmäßig erneuert werden, daß die Geräte gepflegt werden und daß der Hausstaub-, Milben- und Schimmelpilzallergiker nicht gerade die staubigsten Hausarbeiten macht. Staubsaugen, Putzen, Wischen, Fensterputzen und Gartenarbeiten, Fegen, Rasenmähen müssen für Pilzallergiker tabu sein!

Duftstoffe – eine Gefahr für Pilzsensibilisierte

Duftstoffe werden heute überall eingesetzt, ob in Kosmetika, Reinigungsmitteln, im WC- oder Raumspray oder in den allgegenwärtigen Klima- und Lüftungsanlagen in Geschäften, Kinos, Museen, Flughäfen, Bahnhöfen, Theatern und Schulen. Möglicherweise noch kombiniert mit antibiotisch und antiinsektizid wirkenden Substanzen, sind sie sehr wahrscheinlich biotechnisch hergestellt worden. Denn edle Duftstoffe, aus natürlichen Materialien gewonnen, sind knapp und sehr teuer. Biochemie und Biotechnologie machen es möglich, diese Stoffe nach Belieben herzustellen, und zwar unter Mitwirkung oft genmanipulierter Mikroorganismen, meist Schimmelpilze. Wie schon vorher betont, reagieren Pilzsensibilisierte in vielen Fällen auf diese Substanzen auch in Kleinstmengen. Da es sich um zellzerstörende pathogene Immunreaktionen handelt, sind es wohl die gleichen Reaktionsmechanismen wie bei Pilzstoffwechselprodukten und Chemikalien. Nachzuweisen ist der Mechanismus durch sogenannte »Anaphylatoxine« im Blut des Betroffenen.

Daran zeigt sich, daß auch winzige Stoffmengen bei entsprechend disponierten Menschen hochgefährliche pathologische Immunreaktionen auslösen können. Dabei spielen folgende Faktoren eine Rolle: genetische Disposition, Vorschädigung/Vorbelastung, zeitliche und mengenmäßige Einwirkung des Stoffes, momentaner Belastungszustand des Organismus.

Schadensermittlung

Es gibt verschiedene Methoden zur Messung und Bewertung des Schimmelbefalls in der Wohnung. Dabei variieren die anfallenden Kosten je nach Methode und Umfang der Untersuchung. Um Feuchtschäden, die Grundlage für mikrobiellen Befall, zu ermitteln, bieten Umweltambulanzen Feuchtmessungen an und geben darüber hinaus Sanierungsempfehlungen. Bei komplexeren Schäden sollten die Betroffenen im Zweifelsfall einen Bausachverständigen hinzuziehen.

Ein Weg zur Schadensermittlung ist die Messung der luftgetragenen Mikroorganismen und Sporen in der Raumluft. Dafür gibt es mehrere Verfahren. Bei der Filtration saugt eine Pumpe die Luft durch einen Membranfilter, beim Impingmentverfahren durch eine Flüssigkeit. Bei der Impaktion schließlich strömt die angesogene Raumluft über einen festen Nährboden. Das Ergebnis aus einer Luftprobe aus dem Innenraum sollte immer mit Außenluftproben verglichen werden. Nur so läßt sich sicherstellen, daß ein positiver Befund nicht von einer mikrobiellen Belastung der Außenluft herrührt.

Sind die Schäden sehr verdeckt, ist die entnommene Luftprobe häufig nicht aussagekräftig genug. Erfahrungsgemäß treten bei etwa 50 Prozent der Messungen Fehlbefunde auf. Liegt ein eindeutiger offener Schaden vor, ist die Luftanalyse überflüssig. Statt dessen sollten Proben des befallenen Materials untersucht werden.

Zur Erkennung der gesammelten Sporen in Luftproben dienen meist die sogenannten »kulturellen Nachweisverfahren«. Die Sporen wachsen unter definierten Bedingungen wie Zeit, Temperatur und Nährboden. Die Zahl der »kolonienbildenden Einheiten« gibt Auskunft über die Menge der aktiven Mikroorganismen. Variationen der Kulturbedingungen (unterschiedliche Nährböden, Zeit und Temperatur der Bebrütung) ermöglichen eine qualitative Bestimmung. Die geschilderten Methoden erfassen aber nur lebende Keime. Die lysierten, abgestorbenen Mikroorganismen können noch jahrelang zu Gesundheitsbeeinträchtigungen führen. Die Partikel nennt man auch »Myko-Endotoxine«; die Zellen sterben an ihren eigenen giftigen Stoffwechselprodukten. Auch gramnegative Bakterien sterben ab. Die Gesamtmenge lebender und abgestorbener Keime läßt sich mit Hilfe von Fluoreszenzfarbstoffen unter einem Mikroskop ermitteln. Eine zweite biochemische Färbung ermöglicht anschließend die Identifizierung der lebenden Mikroorganismen. Aus diesen über Materialien erhaltenen Daten läßt sich unter Berücksichtigung der Wohnraumsituation eine Gefahrenab-schätzung vornehmen.

Aber durch Wohngifte ausgelöste Beschwerden überschneiden sich häufig, zumal es sich meist um unspezifische Symptome handelt.

Die Symptomatik erlaubt daher häufig keinen eindeutigen Rückschluß auf den auslösenden Schadstoff beziehungsweise die Schadstoffquelle.

Eine Wohnungsbegutachtung ist in der Regel unumgänglich.

Damit die Ursache besser eingegrenzt werden kann, sollten die Bewohner zu Beginn jeder Wohnungsinspektion ihre Symptome schildern. Daraufhin wird die Wohnung auf potentielle Schadstoffquellen untersucht. Aus der Bestimmung der Quelle ergeben sich die Meßstrategien. Bei deutlich er-kennbarem oberflächlichem Befall werden Materialproben gezogen. An-hand der Proben lassen sich die Schimmelpilzart sowie das Ausmaß des Schadens feststellen. Die Suche nach einem verdeckten Befall ist dagegen häufig schwieriger, besonders wenn die Bewohner keinerlei Hinweise ge-ben können.

Seit kurzem kann in solchen Fällen eine ungewöhnliche Methode weiter-helfen: Ein speziell dafür trainierter Hund spürt verborgene Pilze und Bak-terien mit seiner empfindlichen Nase auf. Das Tier schnüffelt durch die Wohnung, bis es an verdächtigen Stellen anschlägt. Der hervorragende Ge-ruchssinn und eine sorgfältige Ausbildung verhelfen dem Spürhund zu einer Trefferquote von über 90 Prozent. Hat der Schnüffler schließlich eine verdächtige Stelle geortet, müssen Materialproben und Laboranalysen ge-naueren Aufschluß über den Schaden geben.

Der erste Schimmelpilzhund, »Aspergillus«, ist ein acht Monate alter Lab-rador mit einer ungewöhnlichen Karriere. Der Hamburger Umwelttech-niker A. Brand bildete ihn zum ersten »Schimmelpilz-Spürhund« in Deutschland aus. Er soll 40 verschiedene Schimmelpilzarten aufspüren können. Da Schimmelpilze in Gebäuden oft sehr versteckt »wuchern« und weil sie häufig sehr schwer nachzuweisen sind, überlegen die Kranken-kassen bereits eine Kostenübernahme bei chronisch Pilzkranken und Allergikern.

Wenn man bedenkt, daß Millionen Deutsche Pilzallergiker beziehungs-weise Hausstauballergiker sind und eine voraussichtlich sehr hohe Zahl chronisch Kranker anfällig für Pilzinfekte sind oder auf Pilzstoffwechsel-produkte reagieren, ist das eine sehr kluge und vorausschauende Über-legung.

Die jüngsten epidemiologischen Daten weisen eindeutig darauf hin, daß die allergischen Krankheiten weltweit zunehmen. Es hat den Anschein, als gälte das auch für Sensibilisierungen gegen Allergene in Innenräumen. Zweifelsohne verändern wir mit einem Wechsel unseres Wohnmilieus auch die ökologischen Bedingungen für die dort vorkommenden Allergenträger. Jeder Einfluß auf ein Ökosystem schafft neue Gleichgewichte: zum Guten wie zum Schlechten.

Der Allergologe muß einen kriminalistischen Spürsinn entwickeln, um neue Allergene, die in Innenräumen auftreten, in sein Testspektrum aufnehmen zu können.

Die Mehrzahl der durch Innenraumbelastungen verursachten allergischen Erkrankungen lassen sich beheben oder zumindest erträglich machen, wenn man die Auslöser kennt.

Sanierungsmaßnahmen

Wichtigster Schritt der Sanierung ist *ausreichende Lüftung*, besonders an Stellen, die durch Möbel unzugänglich sind. (Schimmelbefall hinter Kleiderschränken ist oft jahrelang Ursache von ernsthaften Erkrankungen.) Es ist darauf zu achten, daß die relative Luftfeuchtigkeit im Raum einen Wert von 60 Prozent nicht übersteigt und der Raum je nach Nutzung und Feuchtbelastung großflächig stoßweise gelüftet wird.

Regelmäßiges kräftiges Lüften setzt den Allergenanteil der Innenluft zumindest herab. Ein »gekipptes« Fenster garantiert jedoch noch keine ausreichende Frischluftzufuhr beziehungsweise Lufterneuerung. In zunehmendem Maß wird auch über den Einsatz von Luftreinigungsgeräten diskutiert.

Wie weiter oben ausgeführt, können unzureichend gewartete raumlufttechnische Anlagen schwerwiegende Allergien auslösen. Aber es hat sich gezeigt, daß Schimmelpilze die Filter von Klimaanlagen auch bei korrekter Wartung – in Abhängigkeit von den klimatischen Bedingungen der Außenluft – durchwachsen können. Erst bei Berücksichtigung der Gesamtsituation können hier sinnvolle Maßnahmen zur Beseitigung der Schimmelpilze ergriffen werden. Dazu gehört auch, daß sich die Maßnahmen nach dem Sensibilisierungsgrad des Patienten richten. Der sehr empfindliche Allergiker darf überhaupt keine Allergene in seiner Umgebung haben, wenn er beschwerdefrei sein will. Es darf jedoch nicht vergessen werden, daß die meisten Allergene keine Gifte, sondern Naturstoffe sind, auf die der Nichtallergiker oder Nichtsensibilisierte gar nicht reagiert.

Damit eine Allergenkarenz in Innenräumen erreicht wird, bieten sich – neben der regelmäßigen kräftigen Lüftung – folgende Maßnahmen an:

- Entfernung von Hydrokulturen und Blumentöpfen, in denen sehr wahrscheinlich die aktuellen Schimmelpilze wachsen.
- Verzicht auf Holzverschalungen und -vertäfelungen sowie zellulosehaltige Wandtapezierung, da sich Pilze auf der Rückseite recht »wohl lfühlen«.
- Tiefenentfernung von Putz und Fugen bei Pilzsporenbefall.
- Beseitigung von textilen Materialien (z. B. Gardinen, Teppichen, Textiltapeten) bei Pilzsporenbefall.

Beim Einsatz konzentrierter Antipilzmittel (Fungizide) ist die sekundäre Belastung der Atemwege durch toxische Dämpfe oder Luftpartikel zu beachten. Sehr gute Erfahrungen – ohne die erwähnten Belastungen – gibt es bei der Pilzsanierung unterschiedlicher Materialien mit den darauf individuell abgestimmten Zubereitungen von Prevenol (Bayer-Leverkusen).

In und auf Nahrungsmitteln

Jedes pflanzliche Nahrungsmittel, ob es nun aus dem eigenen Garten, aus der Landwirtschaft oder aus dem Treibhaus stammt, kann unterschiedlich stark von Schimmelpilzen befallen sein. Eine natürliche Kontamination findet über die Luft, über das Wasser und über den Boden statt. Es werden sowohl typische Luft- als auch Bodenkeime in und auf Lebensmitteln gefunden, die nicht immer sichtbar sein müssen. Tee und Tabak sowie Frucht- und Gemüsesäfte, Obst, Marmelade und Honig können Sporen enthalten. Ein und derselbe Pilz kann unterschiedliche Getreide-, Obst- und Gemüsesorten befallen. Ökologische Daten zum natürlichen Vorkommen sind sehr aussageschwach. Das heißt für den Allergiker, daß es für ihn keine Anhaltspunkte zur Lebensmittelauswahl gibt. Das Urteil »verträglich« oder »unverträglich« kann erst nach dem Verzehr fallen.

In Getränken wie Wein, Sekt, Bier, Weinbrand, Likör sowie in Käse und Sauermilchprodukten, an deren Entstehungsprozessen Pilze unmittelbar beteiligt sind, wird sich beim Genuß in den meisten Fällen nur das Allergen/Toxin befinden und nicht der Schimmelpilz oder die Sporen. Somit ist eine Identifizierung mikroskopisch, kulturell oder serologisch weitgehend ausgeschlossen. Unter Beachtung der Trennung von Allergenträgern (Sporen, Pilzteilchen) und den krankheitsauslösenden Verursachern wird deutlich, daß der Pilz oder die Sporen auf dem Nahrungsmittel nicht mehr nachweisbar sein müssen, der Verursacher aber noch mit dem Lebensmittel verbunden ist. Man kann also nur den Entstehungsprozeß zurückverfolgen und den Pilz in seinem ursprünglichen Dasein herausfinden. Das stößt aber auf den Widerstand der Nahrungsmittelproduzenten, gehört doch die Anwendung bestimmter und speziell gezüchteter Pilze zum Betriebsgeheimnis (Geschmack, Aroma).

Der Haushalt ist ein Paradies für Schimmelpilze. Immer wieder werden Vorräte infiziert und verderben. Das Brotfach oder der Brottopf, der Kühlschrank innen, aber auch an Stellen, die man nicht sieht (Sichtblenden), können erheblich kontaminiert sein. Selbst Tiefgefrieren zerstört die Schimmelpilze nicht, sie werden nur inaktiv und sind nach dem Auftauen wieder aktiv.

Das Wachstum bestimmter Mikroorganismen auf den verschiedenen Lebensmitteln wird bestimmt durch drei Bedingungen:

1. Innenfaktoren:
   Einflüsse, die vom Substrat selbst ausgehen.
2. Außenfaktoren:
   Lagertemperatur und Zusammensetzung der umgebenden Atmosphäre.
3. Verarbeitungsfaktoren:
   Sie umfassen eine große Zahl physikalischer (Erhitzen/Bestrahlen) und chemischer (Konservierungsmittel) Maßnahmen.

Innenfaktoren

Alle Mikroorganismen benötigen für ihr Wachstum einen gewissen Wassergehalt im Substrat. Sinkt die Luftfeuchtigkeit, trocknet das Lebensmittel aus. Als Folge diffundiert Wasser aus dem Inneren zur Oberfläche, was einen insgesamt niedrigen Wassergehalt zur Folge hat. Ist das Lebensmittel kompakt, beginnt der Schimmelbefall an der Oberfläche und bleibt darauf beschränkt. Eine wasserarme Außenschicht (z. B. Brotkruste) kann so schon konservierend wirken.

pH-Wert: Ein erhöhter Säuregehalt ermöglicht es den Schimmelpilzen,

sich auszubreiten. Einige Penicillium-Arten können sogar auf Zitrusfrüchten mit einem pH-Wert von 3,0–3,5 gedeihen.
Chemische Zusammensetzung: Die chemische Zusammensetzung ist in hohem Maß dafür verantwortlich, ob ein Lebensmittel von Mikroorganismen befallen wird und welche Arten sich durchsetzen können. Es gibt nur wenige Produkte mit einseitiger Zusammensetzung, auf denen alle Schimmelpilze schlecht wachsen können, wie Stärke, Gelatine oder Butterschmalz.

Außenfaktoren

Schimmelpilze können auf Lebensmitteln in einem Temperaturbereich von −15°C bis über +45°C wachsen. In eingefrorenem Obst und Gemüse können einige Pilze über ein Jahr bei −10°C überleben. Nach dem Auftauen setzt dann der Verderb sehr rasch ein. Selbst bei geringem Sauerstoffgehalt in und um das Lebensmittel können Schimmelpilze wachsen.

Verarbeitungsfaktoren

Die meisten Schimmelpilzsporen werden durch Erhitzen auf 65°C für fünf Minuten oder auf 80°C für eine Minute vermehrungsunfähig gemacht, nicht abgetötet. Die Allergene und Toxine sind hitzestabil bis zu ihrem absoluten Schmelzpunkt: zwischen 110 und circa 300°C. Sklerotien und Ascosporen bestimmter in Obst vorkommender Pilze sind so hitzeresistent, daß sie die bei der Herstellung von Konserven und Säften angewandten Temperaturen überstehen.
Lebensmittel verderben schneller in gekochtem Zustand. Stärke und Eiweiße können so abgebaut werden, daß Mikroorganismen sie leicht zersetzen. Die Veränderungen eines Lebensmittels während des Verderbs sind das Ergebnis einer Vielzahl von chemischen Umwandlungsreaktionen. Die Anhäufung der unterschiedlichen Stoffwechselprodukte der gesamten Mikroflora macht das Produkt schließlich ungenießbar.

Kontamination einzelner Lebensmittelgruppen

Nüsse und Samen

In den verschiedenen Nüssen, besonders Erdnüssen, und in den von ihnen hergestellten Produkten sind häufig eine ganze Reihe von Schimmelpilzen nachweisbar: Fusarien-, Aspergillus- und Penicillium-Arten. In Erdnüssen findet man besonders Aflatoxine. Beschädigungen der Schale, zum Beispiel durch Insekten, begünstigen das Einwachsen der Pilze. Getrocknete Samen besitzen immer einen mehr oder weniger starken Schimmelbefall auf ihren Schalen. Die Sporen können meistens wegen des geringen Wassergehalts nicht auskeimen, aber unter besseren Lebensbedingungen reaktivieren sie sich schnell.

Fette

Schimmelpilze bilden nicht so viele fettabbauende Enzyme wie Enzyme zur Eiweiß- und Kohlenhydratverwertung. Ein geringer Feuchtigkeitsgehalt reiner Fette hemmt die Entwicklung von Mikroorganismen. Es gibt einige Schimmelpilze mit fettlösenden (lipolytischen) Eigenschaften. Sie können Fettbestandteile von Lebensmitteln abbauen und diese durch Ranzigwerden, Seifigkeit und Fremdaroma verderben. Zu diesen Verderbserregern gehört Aspergillus niger.

Milch

Rohmilch kann durch Kontakt mit Kot, Einstreu und Futter mit Schimmelpilzen kontaminiert werden, meist mit Fusarium- und Mucor-Arten. In Milchprodukten werden auch die Aflatoxinbildner Aspergillus flavus und Aspergillus parasiticus nachgewiesen. Nach dem Anschnitt kann auch Käse verschimmeln. Bei Kühllagerung dominieren Penicillium-Arten wegen ihrer Kältetoleranz.

Gewürze und Drogen

Untersuchungen in verschiedenen Ländern haben einen starken Befall von Gewürzen und offiziellen Drogen ergeben. Bei Pfeffer ist nur in der äußeren Fruchtwand Pilzbewuchs zu finden; das Innere ist – bei unverletzter Fruchtwand – frei von Mikroorganismen.

Diese Untersuchungen haben bei einigen Gewürzen und Drogen ausgesprochen pilzhemmende (antimykotische) Eigenschaften nachgewiesen; auch die toxinbildenden Pilze werden dadurch im Wachstum gehemmt. Dazu gehören insbesondere Zimt, Gewürznelken, grünes Knoblauchpulver, Senfpulver, Pfefferpulver, Thymian und Oregano. Es gibt aber auch Arten, die das Pilzwachstum und die Toxinbildung fördern, zum Beispiel Sesamsamen, Kümmel, Rosmarinblätter, Ingwer und Ginseng.

Fleisch und Fleischwaren

Erwünschte Schimmelpilze werden auf manche Fleischprodukte aufgeimpft (z. B. Salami) und bewirken neben dem charakteristischen Aussehen auch eine Qualitätsverbesserung. (Auch hier ist **Vorsicht** für Pilzsensibilisierte geboten!) Andererseits kommen auch auf diesen Lebensmitteln unerwünschte Pilze vor. Während Frischfleisch wegen seines hohen Wasseranteils bevorzugt von Bakterien verdorben wird, kann bei lange reifenden Produkten (Würste, Schinken) ein Schimmelbefall auftreten. Aspergillus-, Cladosporium- und vor allem Penicillium-Arten sind zu finden. Insgesamt 45 Penicillium-Arten sind auf Fleischwaren nachgewiesen worden, weil diese Pilze selbst bei niedrigen Kühltemperaturen vermehrungsfähig bleiben und noch bei geringer Feuchtigkeit und niedrigem pH-Wert gedeihen.

Zucker und Süßwaren

Nur wenige Schimmelpilze mit der Fähigkeit zur Bildung des Enzyms »Invertase« können auf Rohrzucker, Melasse und Maissirup wachsen und diese Produkte verderben. Hierzu gehören Vertreter der Aspergillus-, Alternaria-, Cladosporium- und Penicillium-Arten.

Marzipan, Honig und andere stark zuckerhaltige Süßwaren sind vor einem Schimmelbefall ziemlich sicher.

Brot/Backwaren

Durch den hohen Gehalt an Kohlenhydraten, Vitaminen, Mineralstoffen und Eiweiß ist Brot ein besonders günstiges Substrat für Schimmelpilze. Während des Backens werden die Pilzelemente, die über die Rohstoffe in den Teig gelangt sind, in ihrer vitalen, vermehrungsfähigen Form zwar abgetötet, aber die toxischen und/oder allergenen Stoffe bleiben für den Konsumenten bestehen. Diese Stoffe denaturieren erst bei ihrem absoluten Schmelzpunkt! Leider löst das bloße Erhitzen für Pilzsensibilisierte die Probleme nicht.

Trotz der Einschränkung der Vermehrungsfähigkeit der Pilze verschimmelt Brot mehr oder weniger schnell. Folgende Faktoren spielen eine Rolle:

1. Backverfahren: Frei geschobene Brote mit intakter, trockener Kruste verschimmeln nicht so schnell wie angeschobene Brote.

2. Vollkorn- und Roggenschrotbrote bleiben eher vom Schimmel verschont als Weizen- oder Weizenmischbrote.

3. Teigherstellung: Ein erhöhter Säuregrad des Brotes durch Sauerteig kann das Pilzwachstum unterdrücken.

4. Verpackung: Eine dichte Verpackung (Kunststoff) begünstigt Schimmel.

5. Hygiene ist das A und O beim Umgang mit Lebensmitteln. Das gilt für die Lagerung ebenso wie für alle Utensilien und das Personal, die mit Brot (und anderen Nahrungsmitteln) in Berührung kommen. Schnittbrote können durch das Schneiden kontaminiert werden. Mit Heißluftbehandlung und ohne Konservierungsstoffe sind sie etwa 20 Tage haltbar, wenn die Verpackung verschlossen bleibt, sonst setzt nach etwa 7 Tagen ein sichtbares Verschimmeln ein.

Zusätze von vorgequollenen Rosinen in Weißbroten können das spontane Schimmelwachstum unterdrücken. Die Weinsäure aus den Rosinen übt eine pilzhemmende Wirkung aus.

Teigwaren

In Deutschland wurde die Schimmelpilzflora von Teigwaren untersucht. Bei circa 200 Proben wurde im Durchschnitt ein Keimgehalt von 100 bis 200 g festgestellt, besonders von Aspergillus-, Mucor- und Penicillium-Arten.

40

Obst

Die meisten Früchte besitzen durch ihren Fruchtsäuregehalt einen pH-Wert von 3–4, der das Bakterienwachstum unterdrückt, aber für Hefen und Schimmelpilze gute Entwicklungsbedingungen schafft. Die Infektion der Früchte beginnt meist mit der Übertragung der Sporen und Konidien durch den Wind und durch Insekten. Feinste Risse und Verletzungen der Schale oder Haut genügen, um die entstehenden Pilzfäden in das Innere vordringen zu lassen. Die von den eindringenden Hyphen gebildeten Pektinasen (Enzym) bauen die pflanzlichen Zellwände ab und erleichtern somit das weitere Eindringen des Myzels.

Zitrusfrüchte werden nach der Ernte oft von bestimmten Penicillium-Arten (»grüner Schimmel« und »blauer Schimmel«) befallen. Die verschimmelte Schale sondert Galaktronsäure ab, die eine Infektion gesunder Nachbarfrüchte durch beide Pilze ermöglicht.

Bei Pfirsichen und Aprikosen findet man häufig völlig verschimmelte Samen (Kerne) im gesunden Fruchtfleisch. Pilzsporen können schon während der Blüte in die sich entwickelnde Frucht eindringen.

Bei der Gewinnung von Fruchtsäften gelangt ein großer Teil der den Früchten anhaftenden Schimmelpilze in den Saft. Besonders Mehrfruchtsäfte weisen einen hohen Gehalt an Schimmelpilzelementen auf. Auch die von einigen Pilzen gebildeten Metaboliten, Apfelsäure, Mannit, und Zitronensäure, können die Qualität der Säfte verschlechtern.

Beerenobst wird aufgrund seiner geringen Festigkeit leicht durch Schimmelpilze verdorben.

Zu den gefährlichsten Schädlingen für Früchte und besonders Fruchtprodukte werden Paecilomyces varioti und Paecilomyces fulva gerechnet. Ihre Sporen sind sehr hitzeresistent und ihr Myzel benötigt extrem wenig Sauerstoff zum Wachstum. Der Pilz kann sich noch in abgefüllten Fruchtsäften und in Tanks entwickeln und auch Dosenobst verderben.

Trockenobst wird aufgrund seines niedrigen Wassergehalts kaum von Schimmelpilzen besiedelt.

Gemüse

Auf Gemüse finden sich, wie auf allem Pflanzlichen, ebenfalls Schimmelpilze, aber keine spezifischen Pilze für Gemüse. Viele befallen unterschiedliche Gemüsesorten, wenn diese Verletzungen aufweisen und feucht sind. Es bestehen starke regionale Schwankungen, so daß zum Beispiel Tomaten aus unterschiedlichen landwirtschaftlichen Regionen unterschiedliche Schimmelpilze tragen können. Eine Systematik ist nicht aufzustellen! Für den Allergiker ist es unter Umständen verhängnisvoll, daß der Schimmelpilz oder die Spore auf dem Nahrungsmittel nicht mehr nachweisbar, das Allergen aber mit dem Nahrungsmittel verbunden ist und verzehrt werden kann.

In der Landwirtschaft

In den meisten *Böden* finden Schimmelpilze auf verwesenden tierischen und pflanzlichen Substraten gute Lebensbedingungen. Hier spielen sie dann zusammen mit anderen Mikroorganismen wie Bakterien, anderen Pilzen und Kleintieren eine wichtige Rolle als Verrottungsorganismen. Mit Hilfe ihrer überreichlich gebildeten Sporen sind Schimmelpilze in der Lage, vom Boden aus andere Lebensräume zu besiedeln. Feuchtigkeit fördert das Myzelwachstum (vegetative Organe), während Austrocknung zur Sporulation (Fortpflanzung der Pilze) mit anschließender Abstoßung der massenhaft gebildeten Konidien und Sporen führt.

Es wurde beobachtet, daß Aspergillus-Arten Wärme bevorzugen und oft in tropischen Böden zu finden sind. Penicillien und Fusarien leben lieber bei mittleren Temperaturen in den Böden der gemäßigten Breiten. Es gilt aber, daß Schimmelpilze sich veränderten Lebensbedingungen sehr schnell anpassen und weltweit in allen Klimazonen gedeihen. Besonders die Aspergillus-Arten sind meisterhafte Anpassungskünstler. Acker- und Waldböden besitzen höhere Pilzkeimzahlen als Wiesenböden. Der Einsatz von Dünger, sowohl organischem als auch anorganischem, erhöht den Pilzgehalt. An der Bodenoberfläche ist die Lebensdauer der Pilzsporen von der Temperatur, von der Luftfeuchtigkeit und von der Sonneneinstrahlung abhängig. Farblose Sporen werden rasch durch die UV-Strahlen im Sonnenlicht abgetötet. Dies führt dazu, daß die pigmentierten Sporen von Alternaria und Cladosporium in allen untersuchten Luftproben der verschiedenen Regionen der Erde überwiegen.

In der Landwirtschaft sind alle Ställe und Futterlager schimmelpilzkontaminiert. In den Ausscheidungen der Tiere (= Gülle) sind erhebliche Mengen kontaminierende Mikroorganismen enthalten.

Beim Gülle- oder Mistausbringen gelangen sie in die Acker- und Weideböden und in die Luft. Besonders in den Großställen der Massentierhaltung wirbeln auch mit Mikroorganismen beladene Kotteilchen durch die Luft. Wände, Boxen, Käfige (Legehennen) und Türen sind durch den Staubbelag willkommene Nährsubstrate für Schimmelpilze, ebenso wie das Futter und Futterreste.

Der Aspergillus fumigatus ist zum Beispiel ein bedeutender Erreger mykotischer Erkrankungen bei Mensch und Tier. Er ist regelmäßiger Bestandteil der Mikroflora aller Böden.

Seine Verbreitung hängt mit seinen besonderen physiologischen Eigenschaften zusammen. Aspergillus fumigatus besitzt ein hohes Temperaturoptimum (bis zu 43°C), einen weiten pH-Bereich (3,7–7,8) für vegetatives Wachstum, eine ausgeprägte Toleranz gegen anaerobe (sauerstofflose) Bedingungen, ist mit keratinolytischen, proteolytischen und lipolytischen (horn-, eiweiß- und fettabbauenden) Enzymen ausgestattet und besitzt die Fähigkeit zur Bildung von giftigen Stoffwechselprodukten.

Der Schimmelbefall von *Heu* ist abhängig von der Luftfeuchtigkeit. Untersuchungen von Ballen- und Stapelheu auf biochemische und mikrobiologische Veränderungen ergaben: Trockenes Heu mit einem Feuchtigkeitsgehalt von 16 Prozent erhitzte sich nur wenig und war nur geringgradig mit Pilzen kontaminiert. Heuballen mit einem Feuchtigkeitsgehalt von 25 Prozent erhitzten sich auf circa 45°C und wurden hauptsächlich unter Beteiligung von Aspergillus-Arten schimmlig. Nasse Ballen mit einem Feuchtigkeitsgehalt von circa 40% wurden sehr heiß (60–65°C) und entwickelten eine erhebliche Verpilzung, vor allem von thermophilen (hitzebeständigen) Pilzen wie Aspergillus fumigatus, Mucor und Aktinomyzeten. Chemische Prozesse im Heu und die Beteiligung von Mikroorganismen werden für den Temperaturanstieg des feuchten Heus verantwortlich gemacht. Im nassen Stapelheu entwickelt sich ein brauner Kern aus sauberem Heu, der wenig Pilze, aber viele Bakteriensporen enthält. Das den braunen Kern umgebende Heu verschimmelt stark.

Experimentelle Studien ergaben, daß eine Beziehung zwischen dem Feuchtigkeitsgehalt des Heus, den durch Selbsterhitzung erreichten Temperaturen und den **Antigenen** der Farmerlungenerkrankung besteht. Eine sehr hohe Pilzsporenkonzentration findet sich in der Luft von Wirtschaftsgebäuden und Ställen, in denen mit Heu hantiert wird.

Ähnliche Verhältnisse wie beim Heu kommen auch beim *Stroh* vor. In Betrieben mit schimmligem Stroh und an respiratorischen Erkrankungen leidenden Tieren wurde eine sehr hohe Besiedlung mit Pilzen festgestellt.

Schimmel entsteht bei der Lagerung leicht durch Feuchtigkeit noch von der Ernte her oder durch sich später entwickelnde Feuchtigkeit. Die überall verbreiteten Pilzsporen keimen aus, überziehen die Oberfläche des Strohs und dringen mit fortschreitender Zersetzung ein. Je nach Art der beteiligten Pilze entstehen dann in großer Zahl Substanzen, die bei Mensch und Tier viele Erkrankungen auslösen können. Die mehr oder weniger giftigen Substanzen werden über die Haut, über den Verdauungsapparat oder über die Atmung aufgenommen.

Getreide ist immer pilzkontaminiert. Die Zusammensetzung der Mikroflora in und auf dem Getreide kann je nach seiner geographischen Herkunft schwanken. Mais ist oft sehr stark befallen, besonders nach Infektionen durch sporentragende Insekten. Getreide kann vor und nach der Ernte befallen werden. Der Keimgehalt der Getreidekörner beeinflußt direkt die Pilzbesiedlung der Mahlprodukte. Weil Schimmelpilze im Korn bevorzugt in tiefen Schichten zu finden sind, sind sie auch in Mehlen häufiger als in Schroten. Die Lagerbedingungen und die Lagerhygiene haben einen sehr großen Einfluß auf den Pilzbefall, nicht zu vergessen die hygienischen Bedingungen während der Vermahlung des Getreides. In einigen hundert Mehlen – vornehmlich in den USA – überwogen folgende Pilze: verschiedene Aspergillus-Arten, Penicillium und Alternaria sowie Zygomyzeten.

Besonders in feuchten Jahren können Getreidepflanzen bereits vor der Ernte beträchtlich verpilzt sein. Dann ist neben der ausreichenden Feldtrocknung auf eine ausreichende Lagerungstrocknung von mindestens sechs Wochen vor der Verwendung zu achten.

Schimmelpilze, die Getreide und *Mischfuttermittel* befallen, werden in drei Gruppen eingeteilt:
1. Feldpilze
2. Intermediärpilze
3. Lagerpilze

Feldpilze kontaminieren das Getreide (und andere Feldfrüchte sowie Obst, Gemüse) vor der Ernte. Dazu gehören: Alternaria-, Fusarien-, Cladosporium-, Aspergillus- und Epicoccum-Arten. Es sind Schimmelpilze, die in ihren Feuchtigkeitsbedürfnissenen der natürlichen Kornfeuchte entsprechen (22–25 Prozent). Der Befall von Getreidekörnern durch Pilze vor der Ernte wird weitgehend von Insekten gefördert. Diese transportieren Pilzsporen und tragen zu einer Ausbreitung der Infektion bei, wenn sie in den Körnern ihre Freßgänge anlegen. Aus insgesamt 195 Insekten, die von Maisähren gesammelt wurden, konnte bei 15 Prozent Aspergillus flavus isoliert werden. Eine wichtige Rolle spielt dabei der europäische Maisbohrer. Die Larven seiner zweiten Generation befallen Maiskolben und übertragen dabei Konidien von Aspergillus flavus. Dadurch kann dieser Pilz, der eigentlich zu den Lagerpilzen gehört, bereits Maiskörner vor der Ernte befallen und dort Aflatoxin bilden. Auch Arten von Fusarium und Rhizipus sind in Maiskörnern mit Insektenfraß häufiger zu finden als in unbeschädigten Körnern. Feldpilze sind bei optimalen Lagerungsbedingungen nach circa 6 Monaten nicht mehr züchtbar.

Intermediärpilze können auftreten, noch bevor die Lagerpilze nach der natürlichen Trocknung eindeutig dominieren. Intermediärpilze sind Schimmelpilze, die dem Feuchtigkeitsbedarf der Feldpilze ähneln, aber gewöhnlich das Getreide vor der Ernte nicht befallen. Hierbei handelt es sich um bestimmte Cladosporien und Mucor-Arten, als Verrottungspilze bekannte Arten und an höheren Wassergehalt angepaßte »Feldpenicillien«.

Lagerpilze überdauern die Lagerzeit bei einer Feuchtigkeit des Getreides von 13–18 Prozent und einer relativen Luftfeuchtigkeit von 70–85 Prozent. Zu den Lagerpilzen zählen viele Aspergillus- und Penicillium-Arten. Nach der natürlichen Trocknung dominieren sie eindeutig.

Getreide und Mischfuttermittel sind trotz ausreichender Trocknung nicht unbegrenzt haltbar und unterliegen dem mikrobiellen Verderb. Dieser wird durch Schimmelpilze aus der Gruppe der Lagerpilze eingeleitet. Dabei kommt es zur Abscheidung von Wasser, wodurch allmählich der Wassergehalt des Substrates steigt und sich so anstelle der anfangs ausnahmslos xerophilen (Trockenheit bevorzugenden) Spezies schließlich hydrophile (Feuchtigkeit bevorzugende) Pilze entwickeln können.

Bei Untersuchungen von 765 Futtermittelproben (Flatscher und Willinger) auf Pilz- und Bakterienkontamination war der Anteil der Schimmelpilze bei Mais, Hafer und Gerste sehr hoch. Mais war besonders stark von Fusarien befallen. Als häufigste Pilze in Futtermitteln waren Aspergillus-, Penicillium-, Fusarium-, Cladosporien-, Mucor-, Rhizopus-, Morilia- und Bermatiaceae-Arten nachzuweisen.

Feuchte Gerste und feuchter Hafer können ähnlich wie Heu eine Selbsterhitzung erfahren und Antigene der Farmerlungenerkrankung produzieren. Maiskornsilage (Maiskorngärfutter) kann mit Mykotoxinen kontaminiert sein.

In einem Masttierbestand mit 30 Tieren wurde nach Verfütterung von Maiskornsilage nebst Ergänzungsfutter hochgradiger Durchfall bei 80 Prozent der Tiere festgestellt. Kot- und Blutproben wurden daraufhin auf bakterielle und virale Durchfallerreger untersucht, wobei alle Untersuchungsergebnisse negativ waren. Besonders auffallend war eine Rotfärbung der Silage. Die mikrobiologische Untersuchung ergab einen hochgradigen Befall der Maiskornsilage mit dem Pilz Monascus rub., und mykotoxikologisch wurden die Fusarientoxine Vomitoxin und T2-Toxin festgestellt. Bei Futtermitteln aus Mais/Maiskornsilage/Maisbruchschrot/Maiskleber wird bei vielen Untersuchungen eine starke Kontamination mit Pilzen und Pilzgiften festgestellt.

Nach Professor Costantini (University of California, Los Angeles, Direktor der WHO-Forschungsgruppe »Mykotoxine in der menschlichen Nahrung«) kann die Milch durch die Silagefütterung, wie sie in Deutschland fast in allen Milchbetrieben erfolgt, mehr Mykotoxine enthalten als bei anderen Fütterungspraktiken.

Im Gärfutter leiten bei Fehlgärungsprozessen und unzureichender Pressung der Pflanzenteile vom Luftsauerstoff unabhängige Hefen den Verderb ein. Nach Abbau organischer Säuren und Zutritt von Luft beteiligen sich auch Schimmelpilze am Verderb. Hierbei handelt es sich häufig um Penicillium- und Mucor-Arten.

Wissenschaftler der landwirtschaftlichen Fakultät der Universität Kairo untersuchten den Einfluß von ätherischen Ölen auf Schimmelpilzkulturen. Sie stellten fest, daß sowohl das Wachstum des Schimmels als auch die Produktion von krebserregenden Aflatoxinen bei Zugabe verschiedener Öle stark herabgesetzt wird. Als besonders wirksame Schimmelhemmer stellten sich Citronellgras, Pelargonie, echter Majoran und Schafgabe heraus.

Auf Materialien

Pilze bilden sich auf *Zellulose, Holz, Papier, Textilien, Wolle, Leder, Kunststoff* und *Gummi,* weiterhin auf *Farben, Anstrichen, Gemälden, Glas* und *mineralischen Baustoffen.* Auch Medikamente und Kosmetika können verschimmeln.

An der Verwitterung von Gesteinen und Gebäuden sind auch Mikroorganismen beteiligt. Die von diesen Organismen produzierten Säuren (z. B.

Oxal-, Zitronen- und Gluconsäure) sind in der Lage, direkt Gestein anzugreifen.

Durch Ausscheidung von organischen Säuren und anderen Stoffwechselprodukten können Schimmelpilze Korrosionsspuren auf der Oberfläche von *Aluminium, Kupfer, Eisen* und *Blei* hervorrufen.

Elektrische Anlagen werden – vorwiegend in den Tropen – von Schimmelpilzen befallen, wenn Feuchtigkeit und Verunreinigungen, etwa durch Staub und Öl, vorhanden sind. Als Folge sind Verminderungen der Kriechstromfestigkeit und damit der Spannungsfestigkeit durch von den Pilzen ausgeschiedenes Wasser und andere elektrolytische Produkte zu beobachten.

Treibstoffe aus Kohlenwasserstoffen, wie etwa Kerosin, können von Schimmelpilzen befallen werden; eine besondere Cladosporium-Art ist als »Kerosin-Pilz« verbreitet. Er kann als einziger Schimmelpilz direkt Kerosin abbauen. Voraussetzung für diesen Pilzbefall ist Wasser, das in Flugzeugtanks als Kondenswasser auftreten kann. Die Pilze wachsen dann an der Grenzfläche Wasser–Treibstoff und können mit ihrem Myzel Leitungen und Filter verstopfen. Diese Pilzart ist auch in Heizöltanks gefunden worden.

Bitumen und Asphalt als Beschichtung auf Pappe können auch durch Schimmelpilze abgebaut werden.

Biomüll und Kompostierungsanlagen

Das Prinzip, die heute ausufernden Entsorgungsprobleme – auch verursacht durch den Hausmüll der Bürger – zu reduzieren und statt der belastenden Müllverbrennung mit giftigen Rückständen unter anderem organisches Material zu kompostieren, ist an sich richtig. Zuvor muß jedoch eine mögliche Belastung durch Biomüll und Kompostierungsanlagen für die Umwelt, die Arbeiter, Anwohner und auch Verwender abgeklärt und ausgeschlossen werden. Mykologische Probleme durch Biomüll wurden zum Beispiel von Staib (Robert-Koch-Institut, Berlin) immer wieder betont.

»Die Tatsache, daß acht Tage alter Biomüll von Aspergillus fumigatus und Mucoraceae besiedelt ist und acht Tage nach einer Herztransplantation A. fumigatus über Lunge und Blutbahn den immunsupprimierten Organempfänger, einschließlich des neuen Herzens, durch destruktives Wachstum mit Zerfallsherden in allen Körperbereichen töten kann, zeigt unmißverständlich Aufgabe und Funktion der Pilze im Ökosystem der Natur.«

Die Grenzen zu ziehen zwischen Nutzen und Schaden für Menschen und Tiere durch Kompostierungsanlagen und Biomüll, die als Expositionsquellen fungieren können, gehört zu den Aufgaben der medizinischen Mykologie.
Auf der 37. Tagung des DGHM (Berlin 1979) wurde festgestellt, daß alle medizinisch relevanten Aspergillus-Arten häufig in verschiedenen Böden, auch im Wurzelbereich der Pflanzen vorkommen. Man verwies auf die physiologischen Eigenschaften des Aspergillus fumigatus: hohes Temperaturoptimum, weiter pH-Bereich für vegetatives Wachstum, Toleranz gegenüber anaeroben Bedingungen, Ausstattung mit keratinolytischen, proteolytischen, lipolytischen Enzymen, Produktion toxischer Metaboliten. Diese Merkmale lassen ihn besonders geeignet erscheinen für Müll und Müllkomposte, wo er als die häufigste Schimmelpilzart gilt und bis zu 80 Prozent der Gesamtpilzflora ausmacht, was von vielen Experten bestätigt wird.
Mykologen wissen seit langem, daß im Alltag neben der Blumenerde biologischer Abfall als Hauptexpositionsquelle für Aspergillus-Mykosen und eine hohe Sensibilisierungsrate anzusehen ist.

Vor allem Kranke: Menschen mit Leukämie, Tuberkulose, chronischen Leber- und Nierenkrankheiten, Aidskranke und -infizierte, aber auch Kinder, alte Menschen und Schwangere sollten jeden Kontakt mit dem Inhalt von Biotonnen vermeiden. Notwendig wäre auch eine gezielte Aufklärung von Risikogruppen durch Gesundheitsämter und Umweltberater in den Kommunen.

Pilzuntersuchungen durch medizinisch-mykologische Experten sind bisher selten. Das liegt wahrscheinlich zum einen daran, daß medizinisch-mykologisch relevante Pilze nicht meldepflichtig sind, zum anderen daran, daß der Abfallmikrobiologe von seiten der Kliniken nicht herangezogen wird.

Im Auftrag des Umweltministeriums Baden-Württemberg durchgeführte Untersuchungen haben ergeben, daß die Keimzahlen für Schimmelpilze und Hefen bei verschiedenen Abfallarten pro Gramm Abfall einheitlich waren.

Die Hygiene der Abfallentsorgung kann jedoch nicht nur auf mikrobiologische Fragen begrenzt werden. Bundesweit ist bereits eine erhebliche Zunahme des Siedlungsungeziefers zu verzeichnen. Das könnte wiederum die Belastung mit hochtoxischen Schädlingsbekämpfungsmitteln zur Folge haben.

Zu fordern ist, daß Biokompost so hygienisch, so hochwertig sein muß, daß Gefahren für Gesundheit und Umwelt ausgeschlossen werden können und daß aus der getrennten Sammlung von Abfallströmen keine größeren Belastungen oder gesundheitlichen Risiken erwachsen.

Der Bioabfall im Wohnbereich sollte häufig – im Sommer täglich – geleert werden.

Biotechnologie und Gentechnik
Pilzkulturen als »Starter«

Von der Milch bis zum Käse, vom Getreide bis zum Brot, von der Vitamin-
pille bis zum Fruchtsaft und zur Gesichtscreme – in vielen Lebensberei-
chen werden Substanzen verwendet, die biotechnisch in Großfermentern
über oft gentechnisch manipulierte Pilzkulturen/Hefekulturen oder auch
über Bakterienkulturen (die möglicherweise nicht so riskant sind) hergestellt werden.

Die Fermentations- oder Biotechniken sind heute eigenständige Wissen-
schaften. Die mikrotechnischen Eingriffe in das Erbmaterial von Organismen und ihre industrielle Verwertung dienen wirtschaftlichen Interessen
und werden als unbedenklich dargestellt. Besonders oft werden zur Zeit
Aspergillus- und Penicillium-Arten als »Starter« benutzt. Der gentechni-
schen Manipulation wird von Pharma- und Saatgutkonzernen eine große
Zukunft vorausgesagt.

Wie Schata ausführt, liegt ein noch unerschlossenes Wirkungspotential in
der Herstellung und enzymatischen Aufbereitung von Nahrungsmittelrohstoffen im Rahmen der großindustriellen Nahrungsmittelproduktion und
der Gewinnung dieser Enzyme aus Schimmelpilzen sowie im Einsatz von
Schimmelpilzprodukten bei vielen Konsumgütern und Medikamenten.

Die Kenntnis auf dem Gebiet der Enzymproduktion hat sich in den letzten
Jahren enorm weiterentwickelt. Dementsprechend verbreitet sich der Einsatz von Schimmelpilzen und Hefen beziehungsweise deren Stoffwechselprodukten in allen Bereichen der Nahrungsmittelindustrie.

Die Enzyme, mit deren Hilfe Schimmelpilze organisches Material abbauen,
sind ihre wichtigsten Stoffwechselprodukte und lassen vielerlei Zwischen-
und Endprodukte entstehen. In der Weise, wie verschiedene Pilzarten unter entsprechenden Bedingungen das gleiche Enzym »produzieren« können (z. B. Telulasen, Amylasen, Proteasen), kann ein und dieselbe Pilzart
unter veränderten Bedingungen verschiedene Enzyme liefern. Dies alles
bedeutet für entsprechend sensibilisierte Menschen und auch für die be-
handelnden Ärzte oder Allergologen eine fast unüberschaubare Vielfalt
möglicher Allergenquellen. Die Verwirrung scheint komplett, wenn man
bedenkt, daß innerhalb des Produktionsprozesses eines Nahrungsmittels
verschiedene Enzyme zum Einsatz kommen.

Schimmelpilze, die mit ihren Enzymen pflanzliche und tierische Zucker-

und Eiweißbestandteile um- oder abbauen können, verwendet der Mensch schon seit Urzeiten zur Herstellung von Lebensmitteln.

Während aber früher Keime aus der unmittelbaren Umwelt des Menschen, an die sein Immunsystem gewöhnt war, diese Gärungs- und Fermentationsprozesse auslösten und unterhielten, setzt die Industrie heute ihre eigenen optimal ausgewählten und reinen, oft schon gentechnisch programmierten Hochleistungskulturen ein. Durch die weltweite Vermarktung von Lebensmitteln und Konsumgütern steigen die Verbreitung und die Menge neuer unbekannter Pilze oder ihrer Produkte unablässig an.

Art und Anzahl der industriell eingesetzten Fermente sind auch für den Fachmann kaum noch zu überblicken. Oft gelten die Pilze als Betriebsgeheimnis, wenn sie die markentypischen Eigenschaften erzeugen. Für die verwendeten Mikroorganismen besteht keine Kennzeichnungspflicht, da sie vor Fertigstellung des Produkts durch Kurzzeiterhitzung inaktiviert und herausgefiltert werden.

Diese Substanzen bewirken – auch wenn sie weiterverarbeitet werden – bei gegen Schimmelpilz sensibilisierten Menschen Symptome, als ob sie Pilzsporen eingeatmet oder mit der Nahrung aufgenommen hätten.

Die biotechnischen Verfahren sind für »unbedenklich« erklärt worden. Enzyme von Mikroorganismen werden auch vielfach bei der Herstellung anderer Konsumgüter benutzt. Sie stecken in Zahnreinigungsmitteln und Mundwässern; die Kosmetikindustrie verwendet bei fast allen Produkten Schimmelenzyme (Keratinase in Enthaarungsmitteln, Hyaluronidasen zum besseren Eindringen von kosmetischen Substanzen in die Haut usw.).

Die Waschmittelindustrie setzt Pilzsubstanzen in fast allen Produkten ein (»Enzymzusatz = biologisch abbaubar«). Biologisch oder natürlich sind die Pilzprodukte, aber gleichzeitig allergen und giftig!

Die Textil-, Leder- und Pelzindustrie greift ebenfalls vielfach auf Schimmelpilzprodukte beim Fertigungsprozeß zurück.

Die am stärksten vertretenen Enzymproduzenten sind: Aspergillus-, Cladosporium-, Rhizopus- und Mucor-Arten, die alle Toxine bilden können. Die Verfahren und die benutzten Mikroorganismen müssen nicht deklariert werden. Das birgt für Pilzsensibilisierte eine sehr ernst zu nehmende Gefahr. Zum einen ist diese Gefahr nur den wenigsten Patienten – und leider auch Ärzten – bekannt, zum anderen entwickelt die Wirtschaft immer mehr Fermentationsverfahren; diesen Substanzen kann in den Industrieländern kaum jemand ausweichen. Zusätzlich ergeben sich durch die Gentechnik immer mehr Anwendungsmöglichkeiten, so daß von einer

noch kaum beachteten Massensensibilisierung beziehungsweise Massenbe-
lastung mit toxischen Inhaltsstoffen durch diese Technologien gesprochen
werden muß.
Hier tickt für die Allgemeinheit eine Zeitbombe! Die meisten Unbedenk-
lichkeitserklärungen wurden in einer Zeit gegeben – vor 1960 –, als Pilzgifte noch gar nicht nachweisbar waren. Neue Forschungen sind überfällig.

Im »Ernährungsbericht« der Deutschen Gesellschaft für Ernährung, Frank-
furt/Main von 1976 wird noch gewarnt:

»In Anbetracht des Vorkommens von Pilztoxinen in Lebensmitteln ist das
Problem der Entgiftung kontaminierter Nahrungsmittel von großer Bedeutung. Bisher hat jedoch keines der Verfahren: Entfernung mit organischen
Lösungsmitteln, Erhitzen, Bestrahlen, Sauerstoffeinwirkung, Ausfällen, Abbau durch Mikroorganismen, die zur Entgiftung entwickelt worden sind,
praktische Bedeutung erlangen können. Es ist deshalb dringend notwendig,
die Herstellung, Lagerung, Bereitstellung von Nahrungsmitteln mit größt-
möglicher Sorgfalt und unter strengster Bewachung der erforderlichen Hy-
gienemaßnahmen vorzunehmen!
... Die Verantwortlichen der Kommission sind sich der Tatsache bewußt,
daß Höchstmengenwerte für carcinogene Substanzen grundsätzlich nicht
möglich sind, zumal auch auf kleinste Mengen des Stoffes – auch über längere Zeiträume – gesundheitliche Schäden zu erwarten sind!«

Dazu schreibt H. Frank, früherer Chef der »Bundesforschungsanstalt für
Lebensmittel« in Karlsruhe und Mitautor des Buches »Giftpilze – Pilzgifte«:

»Akute Vergiftungen mit Pilzgiften kommen selten vor, weil der Mensch
keine stark verschimmelten Produkte ißt.
Ganz anders sieht es aus bei subakuten oder chronischen Vergiftungen, sie
werden durch ›getarnte‹ Toxine verursacht, d h. solche, die vor der Be-
und Verarbeitung eines Lebensmittels im Roh- oder Zwischenprodukt
durch Pilzwachstum synthetisiert worden waren.
Sie sind im Endprodukt aber nicht mehr erkennbar!«

Verwendung von Schimmelpilzenzymen in der Lebensmittelfertigung

Enzym	Enzymliefernder Schimmelpilz	Anwendungsgebiete in der Nahrungsmittelindustrie
α-Amylase	Aspergillus oryzae Aspergillus niger	Brauindustrie (Bierherstellung); Brennereiindustrie (Malzersatz); Backwarenherstellung; Ersatz von Malzmehl, Zusatz zu hellen enzymarmen Mehlen, Reduzierung des Zuckeranteils in Rezepturen, Beschleunigung der biochemischen Prozesse, kräftigere gleichmäßige Bräunung der Kruste, größeres Gebäckvolumen, Verkürzung des Gärungsprozesses
β-Amylase Cellulase	Aspergillus oryzae Penicillium-, Rhizopus-, Aspergillusspezies	Maltosesirupgewinnung aus Stärke Brauindustrie (Bierherstellung), Sojaproteingewinnung, Zusatz zu Instantlebensmitteln und Schnellkochprodukten, Aromagewinnung aus Hutpilzen, Stärkeproduktion, Tierfutterzusatz, Herstellung von Hartbackwaren (Plätzchen), Instantkaffeepulver, Fruchtsäfte (enzymatisches Schälen, z.B. Orangen)
Glukoamylase	Aspergillus oryzae Aspergillus niger Rhizopusspezies	Maltosegewinnung in der Brauindustrie, Traubenzuckerproduktion, Diabetikerbier
Glukoseoxidase	Aspergillus niger Penicilliumspezies	Eiweißverarbeitung, Farb- und Geschmacksstabilisator (z.B. bei Mayonnaisen und Fruchtsäften), Trockeneierzeugnisse, Weinherstellung, Verpackungszusatz bei Schnittkäse zur Verhinderung der Oberflächenverfärbung, Sauerstoffentfernung aus Konserven und trockenpulverisierten Nahrungsmitteln
Invertase	Saccharomycesspezies	Marmeladen-, Süßwarenproduktion (vor allem Marzipan, Persipan), Pralinen mit weichem Kern, Likörzusatz zur Verhinderung des Auszuckerns, Kunsthonig, Eiscreme, Instantbackmischungen

Enzym	Enzymliefernder Schimmelpilz	Anwendungsgebiete in der Nahrungsmittelindustrie
Katalase	Aspergillus-, Penicilliumspezies	Entfernung von H_2O_2 aus Milch, Nahrungsmitteln und Textilien nach Sterilisation und UV-Bestrahlung
Lipase	Aspergillus niger Rhizopusspezies	Glyzerinproduktion, Aromaverbesserung bei Speiseeis, Käse, Margarine, Schokolade
Naringinase	Aspergillus niger	Entbitterung von Zitrussäften
Pektinase	Aspergillus niger	Pektinentfernung, Fruchtsaftklärung, Zitrusölgewinnung, Gelee-, Fruchtnektarherstellung, Gemüsemarkkonzentrate, Farbstabilisator in Fruchtsäften, Maischebehandlung vor der Weingärung, Kaffeebohnenfermentation
Protease	Aspergillus-, Mucor-, Saccharomyces-spezies	Sojaproteinhydrolyse, Fleisch»verbesserung«, prä- und postmortale Rindfleischreifung, Fischmarinaden, Heringsverarbeitung, Kalträucherung von Fisch, Fischhäutung, Schnellkochhülsenfrüchte, Käseherstellung, Speisequark, Verhinderung des Biertrubs, Backmittel, Dauerbackwaren
Renninase	Mucorspezies	Labersatz bei der Käseproduktion
Ribonuklease	Penicilliumspezies	Geschmacksverbesserer
Aromabildende Enzyme	Aspergillusspezies	Rearomatisierung von getrockneten Gewürzen, Gemüse und Obst

Der Allgemeinarzt 10/1992
(Für die Verfasser: Dr. med. Wolfgang Jorde/Allergologe/Internist, Mönchengladbach)

Im »Ernährungsbericht« der Deutschen Gesellschaft für Ernährung von 1992 im Auftrag des Bundesministers für Gesundheit und des Bundesministers für Ernährung, Landwirtschaft und Forsten werden folgende Stellungnahmen abgegeben:

»Etwa ein Drittel der aufgenommenen Lebensmittel werden mit Hilfe von Mikroorganismen und Enzymen hergestellt und bearbeitet. Dabei finden sogenannte Starterkulturen und Enzympräparate Anwendung. Enzyme sind Biokatalysatoren, die chemische Reaktionen spezifisch beschleunigen. Für Backwaren sind Amylasen besonders wichtig (Verbesserung der Krumenelastizität). Außerdem werden noch Proteasen, Lipasen, Phosphatasen, Hemizellulasen u. a. verwendet.

Pilz- und Bakterien-Amylasen sowie Proteasen werden vorzugsweise aus Schimmelpilzen (Aspergillus-Arten) und Bacillus Subtilis gewonnen. Die α-Amylase wird u. a. aus Getreidemalzmehl oder aus Schimmelpilzen hergestellt.

Enzympräparate werden auch bei der Herstellung alkoholischer Getränke eingesetzt (Pektin-abbauende Enzyme von Aspergillus- und Bactilis-Arten, Amylasen, Proteasen).

Bei Fleisch und Fleischwaren können neben Proteasen aus Aspergillus- und Subtilis-Arten auch Proteasen pflanzlichen Ursprungs eingesetzt werden. Bei der industriellen Herstellung von Säften werden sogenannte Klärenzyme verwendet ...

Nach bestimmungsgemäßer Anwendung von Starterkulturen und/oder Enzympräparaten kann der Verbraucher mit dem verzehrfertigen Lebensmittel die lebenden Mikroorganismen bzw. die Enzyme im aktiven Zustand, die abgetöteten Mikroorganismen bzw. die inaktivierten Enzyme und ihre Umwandlungsprodukte, die Stoffwechselprodukte bzw. die Umwandlungsprodukte ohne Mikroorganismen bzw. die Enzyme im Endprodukt, aus dem die Organismen, z. B. durch Filtration, entfernt wurden oder die Enzyme immobilisiert sind und daher im Reaktionssystem verbleiben, aufnehmen! ...

Da die sensibilisierende Potenz von Starterkulturen und technischen Enzymen bekannt ist, ist die Industrie zunehmend dazu übergegangen, die Substanzen chemisch zu verändern, um ihre Allergenität bei Erhalt ihrer Aktivität zu vermindern. Zum Teil wird dies durch entsprechende Sensibilisierungsversuche an Tieren kontrolliert, bevor die Substanzen großtechnisch eingesetzt werden. Infolge der hohen Sensibilisierungspotenz einiger solcher Enzyme (z. B. Pilz- und Bakterien-Amylasen) sind Sensibilisierungen in entsprechenden Industriezweigen nicht gänzlich vermeidbar ...

Ungeklärt ist jedoch bislang die immer wieder gestellte Frage nach der sensibilisierenden Potenz der eventuell noch verbliebenen Enzyme im aktiven wie auch im inaktivierten Zustand (Rest-Enzym) für den Verbraucher durch den Verzehr fermentativ oder unter Verwendung von Enzympräparaten hergestellter Lebensmittel. Von Einzelfällen abgesehen, die im allergologischen Krankengut gelegentlich beobachtet werden, fehlen größere epidemiologische Untersuchungen zu dieser Frage. Nach neueren Untersuchungen von Schata und Jorde schätzen sie die Sensibilisierung gegen

α–Amylase aus Schimmelpilzen auf unter 1%. Spektakuläre Mitteilungen über eine hohe Sensibilisierungsfrequenz des Verbrauchers sind wissenschaftlich bisher nicht belegt ...

Entsprechend den Gesetzmäßigkeiten allergischer Erkrankungen sind derzeit Aussagen über die Langzeitwirkung in bezug auf die mögliche Sensibilisierungsfrequenz noch nicht zu machen. Es kann nicht mit Sicherheit davon ausgegangen werden, daß durch den Backprozeß die Antigenität von Enzymen grundsätzlich immer zerstört wird.

Bei inhalativ sensibilisierten Personen in bestimmten Industriezweigen konnte nur in Einzelfällen gezeigt werden, daß auch die orale Allergenzufuhr (Enzyme) mit der Nahrung ein Asthma bronchiale auslöst. Den Enzymen soll aber weiterhin eine besondere Aufmerksamkeit geschenkt werden.«

Diese zum Teil widersprüchlichen und verwirrenden Ausführungen wecken den Verdacht, daß man sich von offizieller Seite scheut, eindeutig Stellung zu beziehen, um mögliche Konflikte mit der Nahrungsmittelindustrie zu vermeiden.

Enzyme bei der Brotherstellung

Das TV-Magazin »Monitor«, das dafür bekannt ist, »heiße Eisen« mutig anzupacken, berichtete in seiner Sendung vom 13.1.93 über die Verwendung von Enzymen aus Schimmelpilzen bei der Brotherstellung. Es wurde darauf hingewiesen, daß Allergien und allergieähnliche Erkrankungen bei Bäckern rasant zunähmen durch

1. Mehl, das schimmelpilzbelastet ist; das ständige Einatmen führt zwangsläufig zu Unverträglichkeiten;
2. die Enzyme, die den Backmischungen – auch bei Brot – zugesetzt und nicht deklariert werden.

In dieser Sendung sagte Professor Wassermann (Toxikologe an der Universität Kiel):

»Das ist ein eklatanter Mißstand, denn es ist ja bekannt, daß die Enzyme aus Mikroorganismen chemisch etwas ganz anderes sind als die aus Getreide. Sie machen zwar auch aus Stärke Zucker. Aber das ist auch alles. Dieser Unterschied in der chemischen Art dieser Substanzen schlägt sich natürlich dann nieder in verschiedenen Krankheitsbildern, die wir sehen: Zunahme der Allergisierung und der toxischen Krankheitsbilder.«

Die Sendung löste große Aufregung vor allem bei den Bäckern aus, die mit den Fragen ihrer Käufer konfrontiert wurden und in den allermeisten Fällen keine Antwort geben konnten. Heute wie damals verarbeiten die Bäcker in der Regel quasi Fertigmischungen ihrer Großhändler, deren genaue Zusatzstoffe – zumindest unter einem gewissen Prozentsatz – nicht deklariert werden. Der Pilzallergiker hat enorme Probleme, Brot und andere Backwaren ohne Pilzsubstanzen zu bekommen. Vorsicht mit anderen Backstoffen wie Hefen! Frisch Gebackenes ist oft nicht verträglich.

Eine Untersuchung an neun Patienten mit wiederholtem Morbus Crohn stellte einen Zuammenhang zwischen dieser entzündlichen Erkrankung des Verdauungstrakts und der Backhefe fest. Nach der Inkubation wurde eine durchschnittlich dreifach höhere Lymphozytenproliferationsrate gemessen als bei der gesunden Kontrollgruppe (»Zeitung für Umweltmedizin« 4/1994). Die Forscher berichteten, daß diese Daten mit bereits früher ermittelten erhöhten IgG- und IgA-Antikörpertitern bei Morbus-Crohn-Patienten gegen Bäckerhefe korrelierten. Sie äußerten den Verdacht, daß die Bäckerhefe – oder ein damit verbundenes Antigen – eine Rolle bei der Entstehung von Morbus Crohn spiele.

Einer größere Studie des »Immuno-Labors Kassel« mit dem »Institut für Umweltkrankheiten« in Emstal ergab folgende Häufigkeit positiver IgE-Befunde (spezifische Antikörper):

95 Prozent gegen Candida albicans
83 Prozent gegen Aspergillus oryzae
79 Prozent gegen Penicillium notatum
60 Prozent gegen Cladosporium herbarum
38 Prozent gegen Alternaria tenuis
31 Prozent gegen Backhefe
15 Prozent gegen Bierhefe

Abwehrreaktionen gegen »Aspergillus oryzae« sind deshalb interessant, weil das in vielen Backwaren enthaltene biotechnisch hergestellte Enzym Amylase über Aspergillus-oryzae-Kulturen produziert wird. Allergische Kreuzreaktionen gegen die üblichen Backwaren werden häufig festgestellt. Es gibt eine ganze Reihe diagnostischer Verfahren zur Bestimmung solcher Abwehrreaktionen. Überwiegend werden Enzym-Immuntests eingesetzt. Diese sind zum Nachweis mikrobieller Stoffwechselprodukte, wie bakterieller Toxine und Pilztoxine, unerläßlich.

»Food Design« – das Spiel mit vielen Unbekannten

Um bestimmten Anforderungen zu entsprechen – zum Beispiel, daß Nahrung innerhalb kürzester Zeit zum Verzehr fertig ist –, bietet die Lebensmittelindustrie »neue« Nahrungsmittel an, deren einzelne Bestandteile nach dem Baukastenprinzip kombiniert werden. Das erfordert in der Regel eine weitgehende Bearbeitung der Ausgangsstoffe. Viele lebensnotwendige Inhaltsstoffe werden dabei zerstört, was wiederum eine nachträgliche Aufbesserung der industriell erzeugten Lebensmittel notwendig macht. Hierbei kann auch die Gentechnologie – heute wohl der spektakulärste Zweig der Biotechnologie – eingesetzt werden. Hilfs- und Zusatzstoffe, wie Enzyme oder Aromastoffe, können zum Beispiel von gentechnisch veränderten Organismen genommen werden. Es ist auch möglich, daß die Erbsubstanz eines Nahrungsmittels durch gentechnische Verfahren verändert wird oder daß es mit gentechnisch manipulierten Organismen, vor allem Bakterien, Hefen oder Schimmelpilzen, »biotechnologisch« hergestellt wird. Bei dem hohen Marktanteil biotechnologisch bearbeiteter oder hergestellter Produkte verwundert es nicht, daß bereits die landwirtschaftlichen Ausgangsprodukte den Bedürfnissen der Lebensmittelindustrie angepaßt werden. So werden Tiere und Pflanzen mit gentechnisch hergestellten Produkten behandelt. Es ist bekannt, daß im Rahmen der »intensiven Tierhaltung« entsprechende Futtermittel, Pharmaka, Hormone und Impfstoffe eingesetzt werden. Nahrungspflanzen werden dagegen mit Pestiziden behandelt. Diese können sich insofern katastrophal auswirken, als sich Pflanzen, aber auch Insekten und Mikroorganismen an die Pestizide gewöhnen können und daher immer größere Mengen verwendet werden.

Neuere Entwicklungen der Fermentationsverfahren machen es möglich, Enzyme, die ganz bestimmte Eigenschaften besitzen, aber in der Natur nicht vorkommen, »nach Maß« zu entwerfen und gentechnisch zu produzieren.

Der »Spiegel« (25/1995) schrieb:

»Derzeit sind Biokatalysatoren dabei, die Grundfesten der industriellen Produktion zu erschüttern. Papier läßt sich mit Chlor bleichen, aber auch mit Enzymen. Die Umwandlung von Stärke in Sirup geht mit Salzsäure bei 140°C – aber auch bei 70°C mit Eiweißen ... Weltweit bieten rund ein Dutzend Unternehmen die ›wirkmächtigen Ersatzstoffe‹ feil, der Markt hat jährlich zweistellige Zuwachsraten.«

Nachweismethoden für gentechnisch veränderte Lebensmittel

Auf europäischer Ebene wird zur Zeit eine Verordnung über neuartige Lebensmittel und Lebensmittelzutaten beraten.

Die Lebensmitteluntersuchungsämter benötigen, wenn die Verordnung in Kraft ist, geeignete Methoden, um Lebensmittel nachzuweisen, die mit Hilfe gentechnischer Verfahren hergestellt wurden.

Das Bundesinstitut für gesundheitlichen Verbraucherschutz und Veterinärmedizin (BgVV) hat eine Arbeitsgruppe eingerichtet, deren Ziel es ist, geeignete Nachweismethoden im Rahmen der amtlichen Untersuchungsverfahren gemäß § 35 des Lebensmittel- und Bedarfsgegenständegesetzes (LMBG) festzulegen. Es müssen verschiedene Nachweisverfahren bei den einzelnen Herstellungsverfahren von Lebensmitteln angewendet werden.

- Für »hochgereinigte Substanzen« (Zucker oder Zusatzstoffe) wird ein Nachweis nicht möglich sein.
- Für Lebensmittel, die mit Hilfe gentechnisch veränderter Organismen hergestellt werden, die selbst jedoch keine veränderte DNA haben, wird es nur indirekte Methoden für den Nachweis geben können.
- Für Lebensmittel, die aus gentechnisch veränderten Organismen bestehen (Kartoffeln, Tomaten) oder solche enthalten (Joghurt), können Methoden auf der Basis des Nachweises der veränderten Erbsubstanz prinzipiell etabliert werden.

Nach Überprüfungen – wie schon bei Verfahren zur Untersuchung gentechnisch veränderter Kartoffeln möglich – ist die Veröffentlichung und Aufnahme in die amtliche Sammlung von Verfahren zur Untersuchung von Lebensmitteln gemäß § 35 LMBG vorgesehen (»Statusbericht«, BgVV-Heft 1/95).

Damit ist jedoch die Gefahr für Millionen von pilzsensibilisierten Menschen in ganz Europa noch lange nicht gebannt. Nicht nur die gentechnisch manipulierten Starterorganismen stellen ein Gesundheitsrisiko dar. Alle anderen Produkte mit diesen Pilzsubstanzen führen bei pilzsensibilisierten Menschen zu den gleichen pathologischen Reaktionen. Alle Verfahren und alle Starterorganismen, auch in den einzelnen Produktionsschritten, müssen revidiert werden, bevor die Gesundheitsschäden weiter zunehmen. Technologien zum Nachweis dieser Schäden stehen ebenfalls zur Verfügung. Es gibt heute Möglichkeiten zur genauen Diagnostik von Erkrankungen durch Schimmelpilze und Pilzgifte.

Schimmelpilzbestandteile in Medikamenten

Neben der Aufnahme von Schimmelpilzsubstanzen durch Nahrungsmittel und Atemluft ist die Expositionsgefahr durch Schimmelpilzprodukte in Medikamenten ein besonderes Problem.

1. In pflanzlichen Medikamenten und Tees können sich noch Reste oder Stoffwechselprodukte von natürlichem Schimmelbefall (der ganzen Pflanze) oder auch Rückstände befinden. Die Gefahr ist nicht ganz so groß, obwohl es hierbei auch zu heftigen Reaktionen kommen kann. Schimmelpilzallergiker sollten die Beipackzettel gut durchlesen, um bekannten Allergenen aus dem Weg zu gehen.

2. Es gibt eine Reihe von Antibiotika als direkte Stoffwechselprodukte von Pilzen.

Von annähernd 5000 bekannten Antibiotika sind etwa 100 im klinischen Einsatz. Davon überwiegen vor allem die von Schimmelpilzen hergestellten Penicilline und Cephalosporine. Mehr als ein Drittel des auf der Welt für Antibiotika ausgegebenen Betrages fällt auf diese beiden Produktgruppen. Treten nach Einnahme solcher Antibiotika allergische Erkrankungen auf, so ist wahrscheinlich der Wirkstoff unverträglich. Systematische Untersuchungen über Sensibilisierungen durch Antibiotika liegen nicht vor – eine gefährliche Unterlassung, denn allergische Reaktionen auf Antibiotika können im Wiederholungsfall zu lebensgefährlichen Kreislaufschocks führen (Anaphylaxie)!

Sind nach Antibiotikagabe auch nur leichte Reaktionen aufgetreten, so sollte der Betroffene mit einem Allergologen die ursächlichen Auslöser suchen. Beim nächsten Kontakt mit dem betreffenden Antibiotikum kann die Reaktion schon lebensgefährlich werden. Behandelnde Ärzte müssen informiert werden! Sinnvoll wäre ein *Allergiepaß*, damit der Patient auch eine Information für fremde Ärzte (z. B. bei einem Unfall) bei sich hat.

Der englische Bakteriologe Alexander Flemming entdeckte 1928 die Giftwirkung von Penicillin gegenüber Bakterien. Produzent: **Penicillium chrysogenum.** Durch verschiedene Behandlungen gelang es, den

Stamm so zu beeinflussen, daß in insgesamt 21 Schritten über 6000 mg Penicillin pro Liter produziert werden konnten. Dieser Stamm wird heute noch weltweit für die Penicillin-Herstellung eingesetzt. Der Pilzstamm kann auch Toxine wie Ochratoxin A, Patulin und Penicillinsäure produzieren.

3. Es gibt zahlreiche Medikamente, Kontrastmittel, Mittel zur lokalen Betäubung, Cortison-Präparate, Antiallergika, Magen-Darm-Medikamente, Hormonpräparate und so weiter, die Pilzenzyme als Wirkstoff und/oder als Hilfsstoffe wie Korrigenzien, Stabilisatoren, Quellmittel enthalten.

Wie in der Nahrungsmittelindustrie müssen die Hilfsstoffe nicht deklariert werden. Sie gehören nicht selten zu den Rezepturbestandteilen, die auf Anfrage nur ungern preisgegeben werden. Wie für die anderen Pilzprodukte gilt auch für diese, daß bei sensibilisierten Menschen die Einnahme allergische oder allergotoxische Reaktionen hervorruft. Die Schimmelpilze, deren Enzyme am häufigsten verwendet werden, sind: Aspergillus oryzae, Aspergillus niger, Penicillium- und Rhizopus-Spezies.

Schata, einer der kompetentesten deutschen Pilzkenner, beschreibt den »Teufelskreis«, in den ein Patient mit einer Sensibilisierung gegen Aspergillus oryzae geraten kann: »Nimmt dieser Patient Magen-Darm-Therapeutika mit Enzymzusatz ein, unterhält er dadurch unbewußt und fortlaufend seine Symptomatik. Bei chronischen Beschwerden und gleichzeitig kontinuierlicher Einnahme von Medikamenten sollte bei sonst erfolgloser Suche nach der Ursache auch an diese Möglichkeit gedacht werden.«

Viele Medikamente, die oral genommen werden, enthalten als Geschmackskorrigens Zitronensäure, die wiederum aus Aspergillus niger gewonnen wird. Für den Nicht-Pharmazeuten völlig unerschlossen bleibt der Bereich der Pharmaka-Herstellung, in dem Schimmelpilze innerhalb einer langen Synthesekette eingesetzt werden.

Bei der Synthetisierung von Vitaminen, die ja heute vielen Medikamenten und selbst Süßigkeiten und Lebensmitteln zugesetzt werden, werden Schimmelpilze verwendet, wie Zitronensäure-Vitamin C, β-Carotin (in Butter und Käse), Provitamin A, B_{12} Ergosterin und Riboflavin.

Viele Menschen vertragen Lokalanästhetika nicht oder bekommen heftige Allergien, die sich in starken Schmerzen in der Injektionsregion zeigen. Oft werden diese Schmerzen beim Zahnarzt nach Zahnbehandlungen und Eingriffen als »Nachschmerzen« bezeichnet.

Carry-over-effect

Der Carry-over-effect ist die Möglichkeit, einen (unverträglichen) Stoff oder eine Substanz nicht direkt aufzunehmen, sondern über einen »Überbringer«. Für den schimmelpilzsensibilisierten Menschen gibt es mehrere Möglichkeiten, mit »seinem Pilzallergen« oder »seinem Pilzgift« in Berührung zu kommen und daraufhin mit Krankheitserscheinungen zu reagieren. »Übergang von Schadstoffen/Allergenen/Giften/Medikamenten, die das lebende Tier aufnimmt, in die von diesem Tier gewonnenen Produkte«, so könnte dieser Mechanismus erklärt werden (Ernährungsbericht, 1988).

Pilzempfindliche Menschen erfahren Carry-over-effects:

1. Über Lebensmittel, die während des Wachstums oder der Lagerung pilzkontaminiert werden und Pilzstoffwechselprodukte enthalten.
2. Über Getränke wie Alkoholika, zum Beispiel Wein, Sekt, Bier. Über Essig, Käse, andere Milchprodukte und Sauerkraut, an deren Entstehungsprozeß Pilze unmittelbar beteiligt sind (Gärung und Fermentation). In diesen Produkten befinden sich die Stoffwechselprodukte (Allergene oder Toxine) und nicht die Pilze oder Sporen.
3. Über Medikamente, die etwa Schweine und Geflügel als »low-dose-Ration« über das Futter bekommen. Das sind Antibiotika als direkte Stoffwechselprodukte von Pilzen, Enzyme (ebenso Pilzprodukte) und stark giftige Mittel gegen Parasitenbefall, deren Rückstände sich im Fleisch und anderen Produkten tierischer Herkunft (Milch und Eier) befinden und so in die Nahrungskette gelangen.
4. Über die enzymatische Aufbereitung von Nahrungsmittelrohstoffen im Rahmen der großindustriellen Nahrungsmittelproduktion und der Gewinnung dieser Enzyme aus Schimmelpilzen. Nahrungsmittel- oder Arzneimittelhersteller machen die Suche nach dem »Krankmacher« noch schwieriger, wenn sie Zwischenprodukte verarbeiten (Fermentgemische), über deren Entstehungsprozeß sie selbst nur wenig oder gar nichts wissen.
5. Über den Einsatz von Schimmelpilzprodukten wie Enzymen, Aromen, Duftstoffen usw. in Waschmitteln, Kosmetika, Textilien, Leder.
6. Über Nutztiere, die toxinhaltige Futtermittel aufgenommen haben. Sie können einzelne Mykotoxine in unveränderter oder in metabolisierter

Form in ihren Organen ablagern und/oder ausscheiden. Auf diese Weise können in Lebensmittel tierischer Herkunft (Fleisch, Milch, Eier, Milchprodukte) Pilztoxine gelangen, ohne daß das Produkt selbst oder die ursprünglichen Rohstoffe verschimmelt wären. Eine solche Kontamination ist äußerlich nicht erkennbar.

7. Pestizide, Fungizide, Schwermetalle, chemische Schadstoffe in Wasser, Boden, Luft und Futtermitteln gelangen über pflanzliche und tierische Nahrungsmittel per Carry-over-effect in die menschliche Nahrung.

8. Für Menschen, die mit allergotoxischen Reaktionen auf Schimmelpilzstoffprodukte reagieren, gibt es einen weiteren Carry-over-effect, der in vielen Fällen nicht bedacht wird. Schimmelpilze gedeihen in Gebäuden in enger Nachbarschaft mit Milben. Das wird für die Lagermilben in Vorratslagern und bei der Tierhaltung ebenso gelten wie für die Hausstaubmilben. Milben sind natürliche »Feinde« der Schimmelpilze. Sie »weiden« in dem Schimmelrasen, wobei sie auch beim Verzehr von stark mykotoxinhaltigen Schimmelarten offensichtlich keinen Schaden nehmen. Die Ausscheidungsprodukte der Milben enthalten wieder alle Pilztoxine. Diese Exkrete sind von vielen Wissenschaftlern als die Milbenallergene identifiziert worden (Elixmann/Roth, Frank, Kormann/Ehrnsberger/van Bronswjik/Reiss). Bei sogenannten Hausstaub- und Milbenallergien sollte die Möglichkeit einer verdeckten Schimmelpilzallergie durch Carry-over-effect über die Milben mit in die Diagnostik einbezogen werden.

9. Ein Carry-over-effect von Ochratoxin A in den Nieren von Schweinen ist schon länger bekannt. Besonders in Dänemark wird dieses Pilzgift bei der Fleischbeschau mit berücksichtigt. Schlachtkörper von Schweinen, deren Nieren mehr als 25 µg pro kg Ochratoxin A enthalten, müssen ausgesondert werden. Ochratoxin A wird in Deutschland im Blut von ca. 50 Prozent der sich gesund fühlenden Bevölkerung nachgewiesen.

10. Bei Pollenallergien sollte bedacht werden, daß die viel größeren Pollen mit ihren meist leicht klebrigen Oberflächen von Pilzsporen gern als »Vehikel« benutzt werden. In der Pollenflughochsaison sind auch besonders viele Pilzsporen in der Luft. Diese Art des Carry-over-effects wird sicherlich in Gebieten mit intensiver Tierhaltung und Ackerbau eine nicht unwesentliche Rolle spielen, weil dort viel mehr Pilzsporen in der Luft sind. So manche Pollenallergie kann mit einer Schimmelpilzallergie gekoppelt sein.

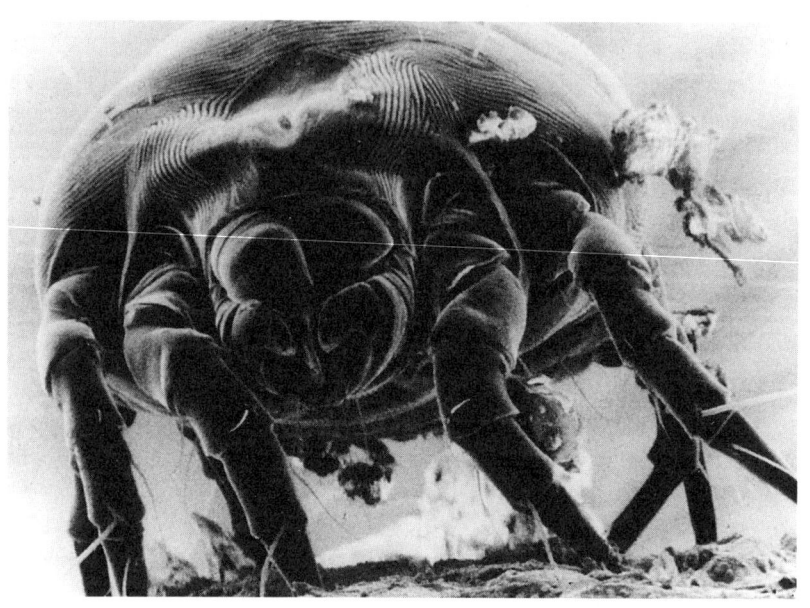

Erkrankungen durch Schimmel- und Hefepilze

Es sterben in der Bundesrepublik Deutschland nach Schätzungen von Wissenschaftlern der Universität Freiburg jährlich über 9000 Menschen an oder infolge von unerkannten Pilzinfektionen. Das entspricht etwa der Zahl der jährlichen Verkehrstoten auf bundesdeutschen Straßen. Die Zahl der lebensbedrohlich Erkrankten liegt bei uns über 48 000 pro Jahr mit steigender Tendenz. Es wird vermutet, daß die Dunkelziffer wesentlich höher liegt.

Schimmelpilze können gefährliche Lebensmittelvergiftungen verursachen. Sie verändern nicht nur Geruch und Geschmack der befallenen Nahrungsmittel, sondern sind auch in der Lage, extrem giftige, stark krebserregende und genschädigende Stoffwechselprodukte zu bilden, zum Beispiel Aflatoxine. Die Schimmelpilzgifte finden sich nicht nur im sichtbaren Pilzrasen. Sie können, von außen nicht sichtbar, etwa bei bestimmten Backwaren, Brot, Fruchtsäften, Obst oder Kompotten in die unter dem Pilz liegenden Schichten eindringen. Pilzgifte sind hitzestabil und können durch Erhitzen oder selbst Aufkochen nicht zerstört werden.

Wie bereits erwähnt, nehmen allergische Erkrankungen und Unverträglichkeiten durch Schimmelpilze und durch Substanzen, die bio- oder gentechnisch hergestellt werden, weltweit rasant zu und sind schwer zu erfassen. Sie passen in kein Schema der klassischen Allergologie. Diagnose, Therapie und Karenzmaßnahmen erweisen sich als besonders schwierig. Durch das weitverbreitete Vorkommen in der Außenluft, in der Nahrung, in Gebäuden, auf Pflanzen, durch den immer größer werdenden Einsatz von Schimmelpilzprodukten in der Nahrungsmittel-, Pharma-, Kosmetik-, Wasch-, Putzmittel- und Textilindustrie ohne ausreichende Kennzeichnung und durch die offenen Handelsgrenzen der EU werden Betroffene vor nahezu unlösbare Probleme gestellt.

Nach den Erhebungen des Allergiker- und Asthmatikerbundes reagiert schon jeder dritte Bundesbürger allergisch, bei circa 38 Prozent von ihnen sind nach Schätzungen von Experten Schimmelpilz (Hefepilz-)sporen und/oder deren Stoffwechselprodukte die Auslöser.

Wissenschaftler weisen auf häufig gravierende Wissenslücken hinsichtlich Bedeutung, Diagnostik und Therapie von Pilzerkrankungen und Pilzallergien bei Ärzten (sowohl Krankenhausärzten als auch niedergelassenen) hin und fordern, die Mykologie künftig stärker zu beachten. Insbesondere die gezielte Kontrolle der Umgebung von Risikopatienten (Aidskranke, Transplantierte, Schwerstallergiker) auf Pilzsporen ist von großer Bedeutung. Für den Allergiker gilt, die Ökologie »seines Allergens« genau zu kennen, um möglichst alle Kontakte zu meiden.

Umfassende Information, vorbeugende Maßnahmen, Aufklärung von Patienten und ihren Ärzten und gute Zusammenarbeit machen es möglich, mit Schimmelpilzallergien zu leben und andere Pilzerkrankungen zu meiden.

Zoonosen durch Pilze

Zoonosen sind Krankheiten und Infektionen, die zwischen Wirbeltieren und Menschen übertragen werden (WHO-Definition 1959).

Die *Mikrosporie* ist eine ansteckende Hautpilzerkrankung, die vom Tier auf den Menschen übertragen werden kann.

Sie ist weltweit verbreitet. Mikrosporie canis spielt dabei die wichtigste Rolle, da sie bei Katzen zu 90 Prozent und bei Hunden zu 50 Prozent vorkommt. Klinisch gesund erscheinende Tiere – Pferde, Katzen, Hunde, aber auch andere Haus- und Nutztiere sowie Zootiere – können eine Kontaktinfektionsquelle für den Menschen darstellen. Bei Tieren äußert sich die Mikrosporie durch den Befall des Fells oder der Haare, die 3–5 mm über der Hautoberfläche abbrechen; kreisrunde Herde treten auf, dicke, oft krustenartig verklebte Schuppen werden sichtbar, die graugelblich aussehen und sich fettig anfühlen. Oft sind Tiere befallen, ohne daß man es merkt. Die Krankheitsbilder der Menschen sehen ähnlich aus. Diese Pilze können auch verdeckte Verursacher von Tierhaarallergien sein, dann wirkt nicht das Tierhaar als solches allergisierend, sondern der Pilz. Die Mikrosporie ist vom Tierarzt relativ leicht zu diagnostizieren: mit Hilfe der »Woodschen Lampe« oder durch Erregerisolierung. Bei Verdacht auf eine Mikrosporie-canis-Allergie und engem Tierkontakt durch Haus- oder Nutztiere sollte eine frühzeitige, sich in Abständen regelmäßig wiederholende tierärztliche Diagnostik und gegebenenfalls eine Behandlung durchgeführt werden. Es gibt gute Therapiemöglichkeiten, oft ist bei »Tierhaarallergien« schon eine Behandlung des Pilzbefalls erfolgreich.

Die *Trichophytie* ist als »Flechte« oder »Grind« vor allem in landwirtschaftlichen Gegenden bekannt. Sie ist weltweit verbreitet, und es gibt circa 26 verschiedene Arten, die bei zahlreichen Tieren vorkommen. Besonders gefährdet sind Tierärzte, Tierhalter, Metzger und Landwirte und deren Helfer und Familienangehörige, Tierpfleger, aber auch Kinder, die gern mit Haustieren umgehen.

Die Symptome sind kreisrunde, tief in die Haut reichende, eitrige oder oberflächlich auf der Haut erscheinende Herde mit Nässen, Verkrustung und/oder Schuppenbildung.

Die am meisten in unseren Breiten vorkommende *Rinderflechte,* vor allem in intensiv landwirtschaftlich genutzten Gebieten, ist höchst ansteckend, nach Erkennen aber gut behandelbar.

Mit Antimykotika oder im Anfangsstadium mit althergebrachtem Jod bepinseln! Niemals fettige Salben verwenden; die Flechte muß ausgetrocknet werden. Salben sind ideale Nährböden für Pilze. Vorsicht vor Schmierinfektionen von Augen und Ohren!

Schimmelpilzinfekte

Pilzinfekte nehmen explosionsartig zu: im Mund, im Magen, im Darm, an allen Schleimhäuten. Typische Infektionsquellen sind Pilzkolonien an feuchten Mauern, Tapeten, Textilien, Polstermöbeln, Klimaanlagen, in der Außenluft bei hoher Luftfeuchtigkeit und besonders in ländlichen Gebieten mit intensiver Tierhaltung (Gülle/Stallstäube) oder Ackerbau, in der Umgebung von Kompostier- und Müllverarbeitungsanlagen. Wie weiter oben ausgeführt, kann die Innenluft vor allem durch feuchte Wände, Blumenerde und undichte Staubsauger, staubige schwere Gardinen, Teppiche und alte Polstermöbel belastet sein. Immungestörte Patienten (Asthmatiker, Allergiker), Transplantierte, alte Leute, chronisch Kranke wie andere Risikogruppen können durch das Einatmen von Pilzsporen, vor allem wenn diese gehäuft auftreten oder bei längerer Exposition, erheblich gefährdet werden und schwer erkranken. Gelangen Pilzsporen über die Atmung in die Lunge, können die in den Atemwegen über Tage hinweg persistierenden Sporen Ursache einer lebensbedrohlichen akuten Aspergillus-Pneumonie werden (eine Antibiotikabehandlung ist in diesem Fall sehr gefährlich, weil sie die Pilzausbreitung noch fördert). Sie können sich auch über das Blutsystem im ganzen Körper ausbreiten und zur Systemmykose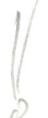

führen. Die Deutsche Apothekerzeitung (19.9.1992) warnt vor den Erregern dieser Mykosen, die vor allem im Dung von Tieren, im Humus, im Kompost, in Vogelfäkalien (Gefahr der riesigen Taubenpopulation in den Städten) vorkommen.

Bei Erregern von Systemmykosen handelt es sich meistens um Schimmelpilze und Hefen (letztere kommen auch im gesunden Körper vor), die ihre krankmachende Wirkung im oder am vorgeschädigten »Wirt« entfalten.

Bei den Systemmykosen handelt es sich um generalisierte innere Erkrankungen, die gleichzeitig mehrere Organe befallen können. Erreger von Systemmykosen verursachen nicht nur Infekte im Wirtsorganismus Mensch, sondern lösen auch eine sensibilisierende Wirkung aus.

Antibiotikabehandlungen begünstigen Pilzinfekte, weil sie bestimmte Darmbakterien mit abtöten, die das Verbreiten der Pilze »in Schach halten«. Die »Pille« soll auch auf Pilzbesiedlung fördernd wirken und ist bestimmt eine chronische Schadstoffbelastung, die zu Immunsuppression führt und die natürliche Abwehr gegen Mikroorganismen »lahmlegt«.

Der Körper wird auf diese Weise geschwächt, jetzt können Pilze mittels ihrer Hyphen in die Haut oder Schleimhaut eindringen und sich rasant vermehren. Die dadurch entstehenden Stoffwechselprodukte = Enzyme können alle Körperbarrieren »andauen« und die Voraussetzung für weiteres Eindringen schaffen. Die Stoffwechselprodukte nach der Enzymbildung, nämlich Pilzgifte, erwirken eine weitere Immunsuppression, die die Körperabwehr immer weiter heruntersetzt und somit ein zügelloses, explosionsartiges Vermehren der Erreger möglich macht.

Wird dieser Mechanismus – gerade bei vorgeschädigten Patienten – nicht medikamentös unterbrochen, ist in nur wenigen Tagen der Tod die unausweichliche Konsequenz. Nicht nur Aidskranke, auch Menschen, die mit immununterdrückenden Medikamenten behandelt werden, Menschen, die besonders intensiv mit Pilzsporen belastet sind wie Landwirte, Arbeiter in Futtermittelwerken, und die Bevölkerung in Regionen mit Pilzbelastung aus der Abluft und der Gülle der Massentierhaltung sind einer großen Gesundheitsgefahr ausgesetzt.

Die Statistik einer Krankenkasse zeigt, daß Mykosen zur Volksseuche geworden sind. 1991 wurden 50 Millionen Tagesdosen Antimykotika zur lokalen Behandlung verschrieben, dazu 47 Millionen Tagesdosen von Kombinationspräparaten. 600000 Menschen wurden wegen erkannter Organ- und Schleimhautmykosen behandelt, die Dunkelziffer für unerkannte Fälle ist sehr hoch. 1990 lagen 4400 Patienten wegen Pilzkrankheiten in deutschen Krankenhäusern (alte Bundesländer).

Organmykosen werden zu 70 Prozent erst nach dem Tod festgestellt. Das ist tragisch und unnötig, denn sie lassen sich nach Aussage der Experten Staib und Rieth vermeiden und/oder recht gut behandeln. An diesen Zahlen und Fakten wird erschreckend deutlich, welche massiven Auswirkungen es heute in der High-Tech-Medizin-Ära noch hat, daß diese Schlüsselwissenschaft der Medizin übersehen worden ist.

Aber dieses Manko wird von immer mehr Medizinern und sogar vom Bundesgesundheitsamt gesehen.

Penicilliosen: Verschiedene Penicillien sind verbreitet in der Mikroflora des äußeren Ohres, wo sie unter bestimmten Bedingungen pathogen werden und Otomykosen hervorrufen können.

Phytomykosen: Sie werden verursacht von Mucor-Arten, die über Lunge, Rachen oder Magen-Darm-Trakt in den Körper eindringen und dort insbesondere die Blutgefäße befallen. Diese Erkrankungen waren recht selten, nehmen aber weltweit an Häufigkeit und Wirkung zu. Meist liegt bei den Erkrankten eine Schwächung des Körpers und damit des Immunsystems durch chronische Schadstoffbelastung oder durch eine Grunderkrankung vor. Pilzthromben und Schädigungen der Gefäßwände gehören zu den wichtigsten Symptomen. Diese Phytomykosen verlaufen meist tödlich. Oft werden sie erst bei der Obduktion zufällig entdeckt.

Aspergillosen: Aspergillus-Arten besiedeln vor allem die Atemwege und können dort Pilzkolonien bilden. In Wohnräumen sind oft Blumenerde und feuchte Mauern als Infektionsquelle anzusehen; Aspergillus niger ist in Blumenerde in großen Mengen enthalten. Im Extremfall entstehen im bronchopulmonalen Organsystem Aspergillome, klumpenförmige Myzelansammlungen mit einem Durchmesser bis zu 5 cm, die sogar die Ursache von Todesfällen nach Bluthusten sein können. Daneben können auch Innenohr und äußerer Gehörgang, Arterien, Augenhornhaut und Nasennebenhöhlen, von dort aus selbst die Augenhöhlen befallen werden.

Besonders krankmachende Potenz hat *Aspergillus fumigatus;* es wird vermutet, daß das von ihm ausgeschiedene Pilzgift *Gliotoxin* für die Entstehung von vielen Lungenerkrankungen von Menschen verantwortlich ist. Ist der Mensch ständig mit Pilzen in der Atemluft belastet (Landwirtschaft/Schweine-/Geflügelhaltung), ist das Ergebnis immer eine gehemmte Immunabwehr. So können die eingeatmeten oder mit der Nahrung aufgenommenen Aspergillen Gliotoxine produzieren, die dann eine weitere Hemmung der

Immunabwehr verursachen. Damit sind die Aspergillen in der Lage, im feuchtwarmen Milieu der Atemwege oder des Magen-Darm-Traktes der Menschen ein Gift zu produzieren, das ihnen das Überleben im Wirtsorganismus Mensch sichert.

Der Mensch wird zum Nährmedium der Schimmelpilze. In Gebieten mit intensiver Schweine- und Geflügelhaltung ist der Anteil der Aspergillen extrem hoch.

Im äußeren Gehörgang kann ein Befall mit Aspergillen zu Ausbildung weißlicher Epithelmassen sowie zu starkem Juckreiz führen.

Hefepilzinfekte (Candida-Mykosen, Candidosen)

Candida-Mykosen werden in 90 Prozent der Fälle durch eine intensive, oft langdauernde Besiedlung mit dem Hefepilz **Candida albicans** ausgelöst, in seltenen Fällen durch andere Candida-Arten.

Unter bestimmten Umständen (Immunsuppression) können sich Hefen im Magen-Darm-Trakt vermehren und als sogenannte Opportunisten Infektionen hervorrufen. Ist die Vermehrung von Candida albicans mit Pseudomyzelbildung oberflächlich oder auf nekrotisches (abgestorbenes) Gewebe beschränkt, spricht Rieth (1986) vom pathologisch-saprophytären Stadium.

Eine bedeutend gefährlichere parasitäre Pilzbesiedlung liegt vor, wenn Candida albicans in Fadenform lebendes Gewebe durchdringt und sich dort ausbreitet; man spricht dann von echten Mykosen (Organmykosen).

Die Candidose selbst ist in erster Linie eine Erkrankung der Haut und der Schleimhäute, Organmykosen sind seltener.

Hautbefall: kleine und große Falten des menschlichen Körpers.

Schleimhautbefall: alle Schleimhäute, der Magen-Darm-Trakt, Gallengang, Niere, Blase und Vagina.

Hefepilze können sich bei entsprechender Disposition auch im Dünndarm vermehren und von dort durch die Dünndarmzotten und Peyerschen Plaques ins Blut gelangen. Dabei werden lebende Sproßzellen, aber auch Pseudomyzelien durch die Darmwand geschleust und gelangen unversehrt in den Lymph- und Blutstrom. So kommt es zu den schweren Organ- und Systemmykosen. Pathogene Hefen, die sich im gastrointestinalen Trakt angesiedelt haben, sind stets eine Gefahr für die Gesundheit, da sich neben der Schwächung der Abwehr auch allergische und toxische Reaktionen einstellen können. Es erfordert oft kriminalistischen Spürsinn, bestimmte Nahrungsmittelallergene zu identifizieren, die unter Umständen erst durch Verstoffwechslung von Candida albicans im Intestinalbereich zum Allergen werden und sich augenscheinlich so der normalen allergologischen Diagnostik entziehen können. Zu toxischen Reaktionen kann es kommen, wenn bei starkem Hefepilzbefall im Magen und Darm Gärungsprozesse ablaufen, bei denen giftige Alkohole wie Fuselöle und Fuselalkohole entstehen, die giftiger sind als Äthylalkohole, der Leber schaden und auch lebertoxische Symptomatiken verursachen können. Außerdem wirken diese Fuselalkohole als extreme Säurelocker und können somit durchaus als Mitverursacher einer chronischen Gastritis (Magenschleimhautentzündung) diskutiert werden.

Hefen wie Candida albicans, aber auch andere Hefen können in relativ großen Mengen extrazelluläre Proteinasen (= Enzym, das Proteine abbaut) produzieren, womit sie in die Zellen des Wirtsorganismus eindringen können, um für sich die Besiedlung des Organismus zu erleichtern. Die Produktion saurer Proteinasen ist ein Kriterium für die Pathogenität der Hefen. Türkische Forscher der Universität Marmara fanden heraus, daß etwa die Hälfte von rund 33 getesteten Hefearten sowohl bei immunkompetenten als auch immunsupprimierten Patienten solche Proteinasen produzieren können.

Die Cryptococcose wird verursacht durch Cryptococcus neoformans, eine runde Hefe, von einer schleimigen Kapsel umgeben, weltweit verbreitet, besonders in Vogel- und Geflügelkot. Eintrittspforte sind meist die Atemwege, selten der Magen-Darm-Trakt. Wegen der großen Affinität des Cryptococcus neoformans zum zentralen Nervensystem ist eine Meningoenzephalitis oft das erste klinische Zeichen einer Cryptococcusinfektion, die oft falsch interpretiert wird als bakterieller oder viraler Infekt. Es entwickelt sich eine immer weiter zunehmende Mykose von Haut, Knochen und Lunge, Augen, Nieren und selbst des Herzens, die meistens gar nicht oder zu spät erkannt wird.

Immunschwache Menschen sind besonders gefährdet. Im Anfangsstadium sind die Cryptococcus-Infekte recht gut zu behandeln – wenn bei der Diagnose an Pilzinfekte gedacht wird! Andernfalls sterben die Patienten fast immer.

Die Mundhöhle als Pilzreservoir

Zwischen einer Pilz(Candida-)besiedlung der Mundhöhle, Plaquebildung und Karies gibt es enge Zusammenhänge. Pilze und Bakterien der Mundflora und bakterielle Karieserreger leben in der Plaque beinahe synergistisch, sie werden dadurch zum Keimreservoir (O. Dahl, *Zeitung für Umwelt-Medizin*, 2/1996). Weitere Problemzonen, die zu einem Keimherd werden können, sind die Zwischenräume der Zähne. Weil die Zahnbürste diese Zonen nicht erreichen kann, müssen die Kontaktflächen zwischen den Zähnen auch als ideale Brutstätten für mikrobielle Krankheitserreger berücksichtigt werden. Hier ist die Verwendung von Zahnseide möglich. Konkremente und Zahnstein sind Mineralstoffablagerungen; Konkrement entsteht aus der Gewebsflüssigkeit des entzündeten, veränderten Zahnfleisches, Zahnstein dagegen aus dem Speichel. Die Konkremente liegen tief versteckt in den Zahnfleischtaschen. Beide können lebende Pilze (Candida) enthalten und zum Ausgangspunkt für Reinfektionen werden. Hier wäre eine professionelle Parodontalbehandlung dringend angezeigt.
Weitere Herde können Spalträume zwischen Füllungen und Zahn sein. Auch schlecht sitzender Zahnersatz, Brücken und Kronen bieten Pilzen einen guten Lebensraum, da sich die vorhandenen »Schmutznischen« nicht so gut reinigen lassen. Das Kunststoffmaterial der Zahnprothesen wird als schlimmste Mykosequelle angesehen.
Die Mundhöhle ist im allgemeinen der Ausgangspunkt für Mykosen. Richtige Zahnpflege könnte das Risiko minimieren.

Dermatitis der Kopfhaut

Viele Patienten fühlen sich durch die Hautschuppung erheblich gestört. Sowohl bei der Pityriasis als auch bei der seborrhöischen Dermatitis – beides Hautkrankheiten mit Schuppenbildung – wird eine Beteiligung des Hefepilzes Pityrosporum angenommen. Kein Zweifel besteht, daß Pityrosporum obiculare auch bei der Psoriasis, der Rosazea und der Akne eine Rolle spielt und ursächlich an der Pityriasis versikolor beteiligt ist.
Bei der Behandlung der seborrhöischen Dermatitis, die in erster Linie auf den Pilz Pityrosporum ovale zurückgeführt wird, hat sich nach Jacobs insbesondere das Ketoconazol gut bewährt und ist inzwischen das Mittel der

Wahl, und zwar als zweiprozentige Creme oder auch als zweiprozentige Waschlotion bei einer Seborrhöe der behaarten Kopfregion. In vielen Fällen kommt es – laut Jacobs – nach Absetzen der Medikamentation zum Wiederauftreten der Symptome. Diese sollen aber auf eine erneute Therapie gut ansprechen, so daß man eine »Behandlung nach Bedarf« oder in längeren Abständen erwägen sollte. Etwa einmal pro Woche – so die Empfehlung – sollte die Ketoconazol-Haarwaschlotion angewendet werden, um dem Wiederauftreten der Kopfschuppung vorzubeugen.

Pilznachweis am Auge

Eine Pilzdiagnostik der Tränenflüssigkeit kann hilfreich sein. In einer Münchener Allgemeinarztpraxis wird seit 1994 bei Patienten mit nachgewiesener Pilzbesiedlung des Urogastrointestinaltrakts und Augensymptomen (wie ständiges Brennen, gerötete Augen, Trockenheitsgefühl) die Tränenflüssigkeit per Kultur untersucht. Die Diagnosen der konsiliarisch hinzugezogenen Augenärzte lauteten: chronisch rezidivierende (immer wieder auftretende) Konjunktivitis (Bindehautentzündung) oder Sicca-Syndrom (Austrocknungserscheinungen des Auges). Mit sterilem Watteträger wurde etwas Tränenflüssigkeit entnommen und luftdicht und steril verpackt zu einer mykologischen Diagnostik in ein Speziallabor geschickt. Es wurden bei Patienten gefunden: 10^2–10^3 Candida albicans in der Tränenflüssigkeit. Ein weiterer Patient mit positiven Stuhlkulturen zeigte positive mykologische Befunde auch im gesamten HNO-Bereich: 10^7–10^9 Candida albicans mit anderen Pilzen im Wechsel, einmalig auch Aspergillus-fumigatus. Eine intensive Pilzbehandlung sprach nicht an. Die HNO-Befunde und die Beschwerden blieben anfangs noch erhalten. Die Untersuchung der Tränenflüssigkeit (ohne Brennen) ergab 10^2–10^3 Cryptococcus laurentii. Unter Fortführung der antimykotischen Behandlung mit Inhalation und Homöopathika wurden unauffällige Befunde und deutliche Besserung der übrigen Beschwerden erreicht. Nach zwei Monaten war auch die Tränenflüssigkeit unauffällig (*Zeitung für Umweltmedizin* 1/1996).
Etwa 20 Prozent der Fälle, bei denen Tränenflüssigkeit untersucht wurde, stellen ähnliche Befunde dar.
Die Therapie erfolgte lokal am Auge mit Natamycin-Augensalbe.
Der Autor des Zeitungsberichts war überrascht, daß den konsultierten

Augenärzten die Problematik der Pilzbesiedlung am Auge völlig unbekannt war. Pilze sind aber in der Literatur zum Beispiel als Erreger einer Canalikulitis schon länger bekannt.

Es ergibt sich die Konsequenz, unklare und therapieresistente Entzündungszustände am Auge per Kultur mykologisch zu untersuchen. Zu fordern ist, wie der Autor betont, daß die im Bereich der Mykologie nur rudimentär entwickelte Forschung erheblich verbessert wird.

Symptome der Pilzinfekte

Ein Hauptproblem bei der klinischen Diagnose der Pilzinfekte sind die vielfältigen, unspezifischen Symptome.

Verdauungsbeschwerden, Blähungen, Zwerchfellhochstand, Herzbeschwerden ohne pathologische Befunde und Völlegefühl sind Symptome, die auf einen Pilz(Hefe-)infekt hinweisen. Ebenso können Müdigkeit, Abgeschlagenheit, Konzentrationsschwäche und Depressionen die Folge einer Pilzbesiedlung und Infektion zum Beispiel des Magen-Darm-Traktes sein. Bei Gelenkentzündungen und Entzündungen der Regenbogenhaut lassen sich gehäuft Reaktionen auf Candida albicans feststellen.

Akute und chronische Magen-Darm-Erkrankungen, Migräne, Psoriasis und Neurodermitis können auf eine Pilzinfektion hinweisen. Ein typisches Merkmal für Hefepilzinfekte sind Symptome, die an Hypoglykämie (Unterzuckerung) eines Diabetikers erinnern: Zittrigkeit, Schwindel, Magenschmerzen und/oder Heißhunger, langsame Bewußtseinseintrübung oder Aggression. Auch erhöhte Leberwerte können auf eine Pilzbesiedlung zurückzuführen sein. (Bei der Vergärung von Hefen können die Fuselalkohole die Leber stark belasten.) Die Aspergillus-Mykose der Lunge hat deutlich zugenommen. Im Verlauf einer durch Aspergillen verursachten Infektion werden die verschiedensten Organe betroffen: Lunge, Herz, Leber, Zentralnervensystem, Magen-Darm-Trakt, Haut, Schilddrüse und Atemwege.

Die klinischen Symptome der Organmykosen sind so vielgestaltig, daß man bei den verschiedenen Erkrankungen, die auf eine Infektionskrankheit schließen lassen, aber weder bakterologisch noch virologisch abgeklärt werden können, an eine Organmykose denken muß. Dies gilt für septische Fieberzustände, die nicht auf Antibiotika reagieren; für Pneumonien, die nicht ins Schema der bakteriellen oder primär atypischen Pneumonien passen, bei Lungenveränderungen, die Tuberkulose vortäuschen, aber mikrobakteriennegativ sind, für Infektionen des Harntrakts, Meningitiden, Knochen- und Gelenkveränderungen.

Diagnoseverfahren bei Pilzinfekten

Es gibt direkte und indirekte Untersuchungsverfahren. Bei den direkten Verfahren werden Pilzkulturen und Körpergewebe mikroskopisch und histologisch untersucht. Die indirekten Verfahren beinhalten serologische Untersuchungen des Blutes zum Nachweis humoraler Antikörper. Dabei ist zu berücksichtigen, daß die Immunreaktion bei Pilzinfekten oft langsam erfolgt. Die Diagnosen führen Pilzlabors in ganz Deutschland aus. Das mykologische Untersuchungsmaterial (in besonderen Versandgefäßen) sollte immer möglichst schnell verschickt werden.

Die Behandlung der Pilzinfekte

Allgemeines
Infektionen mit pathogenen Pilzen und Hefen sollten immer behandelt werden. Neben der Einnahme von Medikamenten sind eine Umstellung der Ernährung, genügend Flüssigkeit, besondere Hygiene und die Beseitigung der Pilzquellen notwendig.
Pilze haben eine Reihe von Tricks, auch im menschlichen Körper zu überleben. Versucht man, den Pilz nur mit einer Diät oder mit Fasten »auszuhungern«, kann es passieren, daß die Pilze bei »Nahrungsmangel« erst richtig gefährlich werden. Denn »hungrige Pilze« produzieren schädliche Substanzen, um Nahrungskonkurrenten »auszuschalten« und das Immunsystem ihres »Wirtes« zu schädigen. Fehlt ihnen die Nahrung, wachsen sie durch die Darmwand, suchen den Weg zu kleinen Blutgefäßen und zapfen diese an. Der im Blut vorhandene Zucker (Glucose) ist ein ideales Pilzfutter. Erreichen Pilze Blutgefäße, können sie sich überall dort ansiedeln, wo Blutgefäße sind, also im Grunde im ganzen Körper, meist aber an sogenannten »Schwachstellen«, die fast jeder Organismus aufweist. Damit ist

die Behandlung noch um einiges schwieriger, besonders wenn das Immunsystem auch noch durch »Umweltgifte« oder Schadstoffe geschwächt ist (Guzek/Lange).

Zur medikamentösen Therapie von Pilzinfektionen stehen eine ganze Reihe wirksamer Antimykotika zur Verfügung, zum Beispiel: Nystatin in verschiedenen Darreichungsformen (Suspension, Kapseln, Aerosol) und Amphotericin B. Um die natürliche Darmflora zu regenerieren, werden Präparate mit lebenden Keimen verabreicht. Die antimykotische Therapie muß so lange durchgeführt werden, wie pathogene Pilzkeime im Stuhl nachweisbar sind. Es gibt auch systemisch wirkende Antimykotika.

Ernährung bei Pilzinfektionen im Verdauungstrakt

Pilze brauchen Energie. Ein typisches Merkmal bei Pilzinfektionen im Verdauungstrakt ist Heißhunger auf das Pilz-Kraftfutter Zucker.

Bei Pilzerkrankungen sind alle Zuckersorten schädlich, auch »Diätzucker«. Einzige Ausnahme ist der Milchzucker (Lactose). Für pathogene Hefen ist Milchzucker zum Beispiel ungenießbar. Es gelingt den Pilzen nicht, das Molekül aufzuspalten. Pilzkranke können Milchzucker deshalb essen. Außerdem ernährt Milchzucker die natürlichen Feinde der Pilze, die Darmbakterien.

Weizen-, Reis-, Mais- oder Kartoffelstärkemoleküle können von Pilzen noch in »Zuckerstückchen« zerlegt werden und sie ernähren. Einfache Stärke und weiße Mehlerzeugnisse und daraus hergestellte Lebensmittel sollten daher bei Pilzdiäten gemieden werden.

Ballaststoffe bilden sozusagen eine Barriere um die verdaulichen Kohlenhydrate des Lebensmittels Getreide. Die Pilze kommen nicht so leicht an ihr begehrtes Futter, weil die Aufspaltung in »Zuckerbröckchen« nur sehr langsam vor sich geht und gleichzeitig der Nahrungsbrei peristaltisch weiterrutscht. Quellstoffe machen das Volumen des Nahrungsbreis größer, weil sie viel Flüssigkeit aufnehmen können. Sie binden auch unverträgliche, schleimhautreizende und giftige Stoffe im Darm. Faserstoffe sorgen dafür, daß mehr Verdauungssäfte gebildet und die Nahrungsreste schnell aus dem Körper befördert werden. Diese beiden Funktionen sind bei einer Antipilzdiät sehr erwünscht.

Gerade in den ersten Tagen einer medikamentösen Behandlung geht es den Menschen schlechter, weil die durch Medikamente abgestorbenen Pilzzellen und ihre Stoffwechselprodukte leichte, vergiftungsähnliche Symptome verursachen. Wenn zu dieser Zeit reichlich Ballaststoffe gegessen werden, binden diese die Problemstoffe im Darm. Ballaststoffe tragen auch die Medikamente bis in jede Falte des Darms. Ballaststoffe aus Getreide, Gemüse und Hülsenfrüchten halten den Darm gut »in Form«, so daß er Pilzinfektionen viel besser abwehren kann.

Gerade Pilzkranke sind Schadstoffen und Rückständen in Lebensmitteln, wie Schwermetalle, Pestizide, Pilzgiftrückstände aus importiertem Futter für Nutztiere und auch Medikamente (Antibiotika, Hormone, Mittel gegen Parasiten usw.), gegenüber besonders empfindlich. Die Nahrungsmittel sollten unbehandelt und ohne Konservierungs- und/oder Zusatzstoffe sein. Auch und gerade hier ist die Vollwertigkeit der Nahrungsmittel oberstes Gebot!

Die Antipilz-Diät nach Professor Rieth

Während einer Antipilz-Behandlung sollten – unterstützend zur Behandlung mit einem Antipilz-Mittel – die folgenden Ernährungsrichtlinien beachtet werden.

Verboten sind:
Zucker, Süßigkeiten wie Bonbons, Schokolade, Konfekt, Eis, zuckerhaltige Speisen, Honig, Konfitüre, Gebäck; Weißmehlprodukte wie helle Brotsorten, Brötchen, Toast, Teigwaren; Obst, Trockenfrüchte, Kompott; Limonade, Cola, Obst- und Traubensäfte, Bier, süßer Wein, Liköre.

Erlaubt sind:
Alle Gemüse, Blattsalate, Speisepilze, Zwiebeln, Knoblauch, Gartenkräuter; Sauerkraut, roh und gekocht; Hülsenfrüchte; Zitronen; Fisch, Schalentiere; nicht angedickter Bratensaft; klare Brühe; Eier; Käse und andere Milchprodukte; alle Fette, alle Salze, Gewürze.

Fleisch: Geflügel, Wild, Kaninchen, Lamm, Rind, Schwein; Wurstwaren ohne Zuckerzusatz.

Kohlenhydrate: ungeschälter Reis, Roggenvollkornbrot, Knäckebrot.

Getränke: Kaffee, Tee, Mineralwasser, Milch, trockene Weine, trockener Sekt, Gemüsesäfte ohne Zuckerzusatz oder mit Süßstoff gesüßt.

Vorschläge für die Antipilz-Diät
Die Portionen sollen knapp bemessen, die Gemüsebeilagen aber reichlich sein. Die Tagesrationen auf 5 bis 7 Mahlzeiten verteilen.

Frühmorgens:
2–3 Eßlöffel Sauerkraut, kleingeschnitten, oder 2–3 Eßlöffel Weizenkleie in reichlich warmem Wasser oder warmer Milch.

1. Frühstück:
1 Scheibe Knäckebrot oder Roggenvollkornbrot, nach Belieben Butter, Ei, Käse, Wurst, Joghurt, zuckerfreie Getränke wie Kaffee, Tee oder Milch.

2. Frühstück:
Tomate, Gurke, rote Bete, Quark, Dickmilch, Buttermilch, Molke (ohne Zucker)

Mittagessen:
Fleisch oder Fisch, bis 200 g Kartoffeln in beliebiger Zubereitungsform, Salat oder Gemüse in abwechslungsreicher Form; zu Beginn der Mahlzeit ein Salatteller. Mineralwasser, Kaffee, Tee.

Nachmittag:
Kaffee, Tee (ohne Zucker), 1 Scheibe Knäckebrot oder Roggenvollkornbrot, Quark, Tomate.

Abendessen:
Großer Salatteller oder Gemüse, 1–2 Scheiben Knäckebrot oder Roggenvollkornbrot, Wurst, Fleisch, Fisch, Ei, Käse, Butter, zuckerfreie Getränke.

Zur Nacht:
Etwas Käse, Kefir, Buttermilch, Kümmeltee.

Während einer Antipilzdiät sollen bevorzugt Lebensmittel mit einem hohen Gehalt an faserreichen pflanzlichen Ballaststoffen auf dem Speiseplan stehen, da sie zur Beseitigung der Pilze beitragen.

Ballaststoffreiche Lebensmittel für die Antipilz-Diät nach Professor Rieth (Angaben in Gramm pro 100 g Lebensmittel)

Gemüse				Getreideprodukte	
Blumenkohl	2.9	Sauerkraut	2.1	Knäckebrot	14.6
Broccoli	3.0	Wirsing	1.5	Roggenvollkornbrot	7.7
Kohlrabi	1.4	Knollensellerie	3.6	Haferflocken*	5.4
Grünkohl	4.2	Mohrrübe	3.4	Weizenkleie*	42.4
Rosenkohl	4.4	Porree	2.3		
Rotkohl	2.6	Spargel	1.5	*mit viel Flüssigkeit	
Weißkohl	2.5	grüne Bohnen	1.9	verzehren!	

Empfehlung der Deutschen Gesellschaft für Ernährung:
Die Normalkost soll mindestens 30–40 Gramm Ballaststoffe täglich enthalten!

Ratschläge zur Hygiene

Unterwäsche, Waschlappen, Handtücher und andere Hygieneartikel können Brutstätten für Pilze sein. Sie sollen möglichst häufig und in regelmäßigen Abständen gewechselt werden. Zahnbürsten und Zahnprothesen sind täglich gründlich zu reinigen, da auch sie von Pilzen besiedelt werden. Kariöse Zähne, Zahnstein, Zahnfleischtaschen und ähnliche Zahnprobleme vom Zahnarzt sanieren lassen!

Anmerkung: Nicht fachgerecht gelegte oder alte Amalgamfüllungen und nicht verträgliche Dentallegierungen unter Beachtung aller Vorsichtsmaßnahmen sanieren und durch verträgliche, möglichst nichtmetallische Materialien ersetzen lassen! Gefahr der Biomethylierung von Quecksilber und Zinn besonders bei Pilzinfekten!

Schimmelpilzallergien – pathogene Reaktionen des Immunsystems

Das Immunsystem

Das Immunsystem ist von entscheidender Bedeutung für die Erhaltung der Abwehrkraft und damit der Gesundheit hochentwickelter Organismen. Seine wesentliche Funktion besteht darin, den Organismus gegen eindringende körperfremde Stoffe (Antigene, Reizstoffe, Giftstoffe) oder mutierende Körperzellen zu schützen, ihn immun zu machen. Träger der Immunität sind die weißen Blutkörperchen, die Lymphozyten, die überall im Organismus, in den Gefäßen und im Gewebe, zirkulieren und auf diese Weise mit den verschiedensten Antigenen in Kontakt kommen.

Dringen körperfremde Stoffe in den Körper ein, bildet das Immunsystem Antikörper aus, die bei wiederholtem Kontakt mit diesen Stoffen reagieren. Bei Immunität bieten die Antikörper Schutz, sind die Basis der Unempfindlichkeit gegen das Antigen. Unter bestimmten Umständen kann es jedoch zu einer überschießenden Abwehr des Immunsystems, zu allergischen Reaktionen kommen. Selbst an sich ungefährliche Stoffe können auf diese Weise pathogen wirken: bei erneutem Kontakt verbinden sie sich mit dem gebildeten Antikörper oder den sensibilisierten Leukozyten, und die Allergie wird manifest.

Man unterscheidet verschiedene allergische Reaktionstypen:

Typ I: anaphylaktische (schockartige) Reaktion
Zeit: sofort
Bildung von Immunglobulin E (IgE)
anaphylaktischer Schock
Nahrungsmittel- und Inhalationsallergien

Typ II: zytotoxische Reaktion
Zeit: Stunden bis Tage
Bildung von IgM/IgG
aufgrund von Medikamenten, Chemikalien und Giften:
Hämolyse (Auflösung der roten Blutkörperchen)
Agranulozytose (Untergang der weißen Blutkörperchen)
Thrombozytopenie (Blutplättchenmangel)

Typ III: Immunkomplexreaktion
verzögerte Reaktionszeit: 6–8 Wochen
Serumkrankheit
Urtikaria (Nesselsucht, Quaddeln)
Vaskulitis (Blutgefäßentzündung)
Nephritis (Nierenentzündung)

Typ IV: zellvermittelte Reaktion
Zeit: 1–14 Tage
Kontaktekzem
Exanthem (durch Chemie, auch Medikamente ausgelöst)
Alveolitis (Lungenbläschenentzündung)
Tuberkulinreaktion (nach Infektion: Tuberkulose, Pilzinfektionen)

Der neue Typ V: granulomatöse Reaktion
Zeit: 3–5 Wochen
entzündliche Veränderungen mit Bildung von Granulomen nach Injektionen (mit starker Verzögerung einsetzend)

Der neue Typ VI: krank machende Reaktion durch spezifische Antikörper (stimulating hypersensitivity) wie bei Immunerkrankungen der Schilddrüse, wo es durch Injektionen von Antikörpern zu Zellunverträglichkeiten kommt. Gefahr nekrotischer Gewebeschädigungen.

An der Körperabwehr ist in manchen Fällen (z. B. bei Reaktionstyp II–III) neben dem Antigen-Antikörper-Komplex das sogenannte Komplementsystem beteiligt, das bei der Steuerung von Immunreaktionen, allergischen

Reaktionen und entzündlichen Vorgängen eine wichtige Rolle spielt. Unter dem Komplementsystem versteht man eine Gruppe von hochmolekularen Eiweißkörpern, die in bestimmter Reihenfolge kaskadenförmig reagieren: sie aktivieren weiße Blutkörperchen, lösen Fremdzellen auf und machen Fremdstoffe (z. B. Bakterien) unschädlich.

Die Antikörper (Immunglobuline) werden je nach ihren physikalisch-chemischen Eigenschaften und ihren Funktionen in 5 Klassen eingeteilt. So spielt zum Beispiel das IgE beim Zustandekommen der allergischen Sofortreaktion eine Rolle. Die Allergie wird aber nicht direkt durch das Antigen und/oder den Antikörper ausgelöst, sondern durch Vermittlersubstanzen. Diese stammen hauptsächlich aus den zu den Bindegewebszellen gehörigen Mastzellen, die Histamin und andere chemische Vermittler freisetzen können. Bei der Typ-I-Reaktion binden sich die Immunglobuline an besondere Aufnahmestellen auf der Oberfläche von Mastzellen; Vermittlersubstanzen werden freigesetzt, und die Allergie wird ausgelöst.

Allergien durch Schimmelpilze und/oder ihre Stoffwechselprodukte

Schimmelpilzallergien nehmen rasant zu und sind schwer zu fassen. Diagnose, Therapie und Karenzmaßnahmen erweisen sich als besonders schwierig. Allergien gegen Schimmelpilze sind manchmal nur gegen einzelne Arten gerichtet, oft umfassen sie aber ein breites Spektrum von Arten und erstrecken sich auch auf Hefepilze. Das weitverbreitete Vorkommen in unserer normalen Umgebung und der immer größer werdende Einsatz von Produkten und Substanzen, die mit Hilfe von Schimmelpilzen und Hefen (Wein, Sekt, Essig, Sauerkraut usw.) oder bio- oder gentechnisch über Schimmelpilzarten (und auch Bakterien) hergestellt und in der Lebensmittel-, Kosmetik-, Waschmittel-, Pharma- und Textilindustrie verwendet werden, stellen Betroffene vor nahezu unlösbare Probleme. Die Technologie von »Schimmelpilzprodukten« wird vom Gesetzgeber als »unbedenklich« angesehen, es hat sich aber schon vor vielen Jahren herausgestellt, daß Schimmelpilzsensibilisierte mit den gleichen Krankheitssymptomen wie beim Pilzkontakt auf diese Substanzen reagieren.

Viele Nahrungsmittelallergien zählen zu den Schimmelpilzallergien: durch den Befall pflanzlicher Nahrungsmittel mit Schimmelpilzen, vor allem aber durch den Einsatz von Pilzprodukten zur Verarbeitung, Reifung oder Konservierung.

Es fehlt an Prüfverfahren und Forschungen, um diese Gefahren auszuschalten und unbedenkliche Alternativen zu finden. Wenigstens müßten bei einer so großen Anzahl von Betroffenen (über 10 Millionen Bundesbürger) die für die Produktion benutzten Mikroorganismen und Verfahrensweisen für den Allergiker genau deklariert werden. Das gilt besonders für Lebensmittel und Medikamente, aber auch für Putz- und Waschmittel, die schlimmstenfalls zu einer Lebensbedrohung werden können.

Im Studium der Medizin und Biologie kommen Nahrungsmittel- oder gar Schimmelpilzallergien höchstens am Rande vor. Innerhalb der Ernährungswissenschaft werden in letzter Zeit an einigen deutschen Universitäten Schimmelpilzerkrankungen und -allergien mit berücksichtigt.

Das Krankheitsbild ist selten klar, meist zeigt sich eine bunte Palette von Symptomen.

Symptome der Schimmelpilzallergie/Schimmelpilzunverträglichkeit

Auge:	Bindehautentzündung, Schwellung des Augenlides, Sehstörungen, Flimmern
Magen-Darm-Trakt:	Übelkeit, Erbrechen, Magenschleimhautentzündung, Verstopfung (Med. aus Pilzenzymen), Durchfall, Magen-Darm-Krämpfe
Ohren:	Mittelohrentzündung, Schwindel, Ohrgeräusche
Haut:	Nesselsucht, Neurodermitis diffusa, Ekzeme, Quaddelbildung, Ödeme, Akne/Furunkulose
Atemwege:	Dauerschnupfen, Bronchitis, chronische Nebenhöhlenentzündung, Asthma, Entzündung der Lungenbläschen (Alveolitis)
Blutgefäßsystem:	Blutgefäßentzündung, periphere Durchblutungsstörungen, labiler Blutdruck, Kreislaufzusammenbruch (Schock)
Blut:	Zerstörung roter Blutkörperchen (dadurch Blutarmut), Verminderung der weißen Blutkörperchen, Verminderung der Blutplättchen
Gelenke/ Muskulatur:	Gelenk- und Muskelschmerzen
Nieren:	chron. Blasen- und Nierenentzündung
Drüsen:	Schwellung der Lymphdrüsen, Hormonstörungen, Schilddrüsenerkrankungen
andere Symptome:	Fieber, Kopfschmerzen, Migräne

Die Hauptsymptome zeigen sich meist zuerst an genetisch bedingten (familiären) – seltener an erworbenen – »Schwachpunkten« des Körpers. Bei Pilzsensibilisierung spielt auch die »Ganzkörperbelastung« eine große Rolle, das heißt die Summe aller lebenslang angesammelten Immunbelastungen (Gifte, Schadstoffe, Schäden durch schlecht auskurierte Infektionen, Stressoren usw.).

Die Diagnose von Schimmelpilzallergien

Wichtig für die Diagnostik von Schimmelpilzallergien sind die Vorgeschichte und die momentane häuslich-private und berufliche Situation des Patienten. Arzt und Patient müssen gemeinsam Detektivarbeit leisten, um das Umfeld der Erkrankung und letztlich ihre Ursache zu erkennen. Der Allergologe wird sich zum Beispiel nach folgenden Faktoren erkundigen: bevorzugte Nahrungsmittel, verwendete Kosmetika und Reinigungsmittel, Freizeitaktivitäten wie etwa Garten- und Heimwerkerarbeit (verwendete Werkstoffe?), Umgang mit Tieren.

Verdacht auf eine Schimmelpilzallergie besteht, wenn die Beschwerden oder Symptome unter folgenden Umständen auftreten:

— nach Genuß schon kleiner Mengen Alkohol oder Fruchtsaft, von Tee, Essig, Käse, Obst
— nach Gebrauch bestimmter Kosmetika, Waschmittel (Enzymzusatz) und Medikamente
— bei feuchtem Wetter
— an trockenen, windigen Tagen (direkt nach feuchtwarmer Witterung)
— gehäuft im Frühjahr und Herbst
(Im Frühjahr ist die Luft auf dem Land durch die Feldbestellung und Düngung stark schimmelpilzbelastet; im Herbst durch Erntearbeiten, Düngung und faulende pflanzliche Stoffe ebenso.)
— bei Arbeiten im Garten und auf dem Bauernhof
— in Wäldern, Parks, Stallungen, Garagen, Kellern
— nach längeren Auto-, Bus- und Zugreisen; bei Flügen (durch Lüftungs- oder Klimaanlage)
— in feuchten, holzverschalten, klimatisierten Räumen
— in Räumen mit viel Blumen.

Zur Diagnostik von Schimmelpilzallergien ist es notwendig, daß der Patient über mehrere Tage eine allergenarme Kost zu sich nimmt, um Reaktionen

durch die Nahrung zu vermeiden: Mineralwasser, Reis, Kartoffeln, normale Brötchen oder eine Brotsorte, Rindfleisch, Möhren, Butter, Bananen oder Aprikosen (Dose), Salz (nach Schata).
Er sollte Tagebuch führen über: Essen, Getränke, Wetter, Aktivitäten, Befinden usw.

Der Provokationstest
Dieser Test ist ein wichtiges diagnostisches Mittel, jedoch nicht ohne Risiko; daher sollte er nur stationär durchgeführt werden. Dabei wird das für eine bestimmte Allergie anfällige Organ durch das potentiell krank machende Allergen (hier also durch den Schimmelpilz oder seine Stoffwechselprodukte) belastet beziehungsweise »provoziert«. In den meisten Fällen nimmt man dazu industriell hergestellte Allergenextrakte, die nasal, inhalativ oder oral verabreicht werden. Gerade bei Schimmelpilz-Stoffwechselprodukten kann es zu zwar verzögerten, aber heftigen Reaktionen kommen. Daher ist immer Vorsorge für eine Notfallbehandlung zu treffen.
In den 50er Jahren wurde der Thrombozytopenische Index entwickelt, der lange Zeit in Vergessenheit geriet. Inzwischen haben Jorde und Schata seine Zuverlässigkeit in 15 000 Tests an eigenen Patienten bewiesen.
Vor dem Provokationstest mit dem potentiellen Allergen wird die Zahl der Thrombozyten im Blut festgestellt. In bestimmten zeitlichen Abständen nach der Provokation wird die Zahl erneut geprüft. Bei einem mindestens 20prozentigen Abfall der Thrombozyten gilt der Test als positiv. Der Abfall kann 70 Prozent und mehr betragen. Mit diesem Verfahren kann eine Reaktion bereits vor dem Auftreten klinischer Symptome festgestellt und medikamentös behandelt werden. Außerdem können auf diese Weise auch schwer nachzuweisende »Allgemeinreaktionen« durch objektive Daten bestimmt werden.
Hauttests bei Schimmelpilzen beziehungsweise deren Stoffwechselprodukten sind besonders schwierig, weil bei circa 250 000 existierenden Arten nur etwa 100 kommerzielle Pilztestextrakte zur Verfügung stehen. Hautreaktionen treten oft nur schwach und oft sehr verzögert auf. Es ist natürlich möglich, bei Verdacht auf »Hausstauballergien«, bei denen Schimmelpilze immer ein – oft dominierender – Bestandteil sind, in einem sauberen Staubsaugerbeutel (Labor nach Probenentnahmekriterien fragen) den eigenen Hausstaub zum Allergologen mitzunehmen, um gezielter nach den Ursachen zu suchen.
Auch Proben (Vorschriften und Material vom Labor anfordern) der Innen-

und auch Außenluft – auf Nährböden – und von Pilzbelag an Mauern oder anderen Materialien (mit sauberem Messer etwas abkratzen und in ein sauberes Laborgefäß füllen) sind von Fachlaboratorien zu untersuchen. (Adressen am Ende dieses Buches!)

Neuerdings besteht auch die Möglichkeit, die Belastung in der näheren Umgebung des Patienten (Haus, Wohnung, Keller, Arbeitsplatz usw.) durch ausgebildete Fachleute auf chemische oder biologische Gifte und Schadstoffe und auf Belastung durch Mikroorganismen untersuchen zu lassen. Einige Krankenkassen beteiligen sich schon an den Kosten.

Serologische Tests werden zur Bestimmung von Immunglobulinen im Blutserum vorgenommen. Das Immunglobulin E (IgE) ist zum Beispiel für die Diagnose der allergischen Sofortreaktion wichtig, ebenso für die anaphylaktische Reaktion und für atopische (angeborene Überempfindlichkeit gegen bestimmte Stoffe) Erkrankungen; IgG spielt eine Rolle bei Schimmelpilzallergien vom Reaktionstyp III.

Serologische Tests, besonders der Radio-Allergo-Sorbens-Test (RAST) sowie der Enzym-Allergo-Sorbens-Test (EAST), haben in der Allergiediagnostik besonders als Ergänzungs-, Such- und Bestätigungstests Bedeutung.

Schimmelpilzallergien in Kombination mit anderen Allergien

Pollenallergien verursachen meist nur zu bestimmten Zeiten im Jahr Beschwerden. Treten diese jedoch ganzjährig auf, ist auch an eine Kombination mit Schimmelpilz- oder Hausstaubballergie zu denken. Schimmelpilze benutzen die Pollen mit ihrer klebrigen Oberfläche gern als Vehikel und fliegen kilometerweit mit.

Milben sind neben Schimmelpilzsporen Bestandteil des Hausstaubs und belasten Innenräume besonders während der Heizperiode. Sie ernähren sich neben Hautschuppen von Mensch und Tier auch von Schimmelpilzsporen, deren giftige Stoffwechselprodukte sie wieder ausscheiden. Viele Menschen reagieren allergisch auf diese Ausscheidungsprodukte. Bei Verdacht auf Hausstaubballergie sollte mit Proben des eigenen Hausstaubs getestet werden.

Auch Tierhaarallergien können mit Hausstaub- und Schimmelpilzallergien gekoppelt auftreten.

Behandlung von Schimmelpilzallergien

Auch dem erfahrensten Allergologen bereiten Schimmelpilzallergien große Schwierigkeiten wegen ihrer unspezifischen Symptomatik. Jeder Fall bedarf einer individuellen Betreuung und erfordert, daß der Patient »sein« Allergen so gut wie möglich kennenlernt. Mit Hilfe von Tagebuchnotizen sollte er herauszufinden suchen, wo seine »Krankmacher« sich aufhalten, wie er darauf reagiert und wie er sie am besten meidet. Eine völlige Allergenkarenz ist bei Schimmelpilzen so gut wie unmöglich.

Ein wichtiges Behandlungsverfahren bei Allergien (besonders IgE-vermittelten) ist die Hyposensibilisierung, meist durch Impfung in den Oberarm. Dabei wird das spezifische Allergen in ansteigender Dosierung verabreicht, um eine möglichst dauerhafte Unter- oder Unempfindlichkeit zu bewirken.

Erkrankungen durch Schimmelpilzgifte

Sekundäre Stoffwechselprodukte von Schimmelpilzen, die auf nährstoffreichen Substraten (Lebens- und Futtermitteln, in Pflanze, Tier und Mensch) gebildet werden, können bereits in winzigen Mengen toxisch (giftig) wirken. Diese Mykotoxine rufen die sogenannten Mykotoxikosen hervor: Krankheiten bei Mensch und Tier. Sie können auch für manche Mikroorganismen und Pflanzen giftig sein.

Bisher sind 400 verschiedene Mykotoxine bekannt. Das Pilzgift wird in den Pilzfäden gebildet und kann zum Beispiel ein Lebensmittel ganz durchdringen. Dem Schimmel sieht man nicht an, ob er Toxine gebildet hat. Verschimmelte Nahrungsmittel sollten daher weder von Menschen noch von Tieren verzehrt werden.

In feuchten Perioden kann Getreide, besonders Roggen, von einem Pilz befallen werden, der das sogenannte »Mutterkorn« bildet, welches hochgiftige Substanzen enthält. Bekannt ist die durch dieses Gift hervorgerufene Krankheitserscheinung Ergotismus. Die Symptome sind vielfältig und umfassen Gefühllosigkeit an den Extremitäten, Schwindel, Kopfschmerzen, Krämpfe (Ergotismus convulsivus) sowie Kribbeln in den Fingern und Zehen, Blasenbildung und Gangrän, die mit heftigen brennenden Schmerzen verbunden sind.

Mykotoxine gelangen auf zwei Wegen in den Körper:

1. durch die Vermehrung toxinbildender Pilze im Ausgangsprodukt vor der Ernte, bei der Lagerung oder bei der Herstellung;
2. über Toxinrückstände in Nutztieren, von denen Lebens- oder Futtermittel gewonnen werden.

Myko-Endotoxine sind die hochgiftigen Überreste abgestorbener, aufgelöster Schimmelpilze, die mit allen Erscheinungsformen der Pilzentwicklung verbunden sind und praktisch überall vorkommen können. In ländlichen Gegenden ist die Belastung der Luft durch Pilze und ihre Endotoxine größer als in der Stadt.

Myko-Endotoxine können – je nach Vorbelastung oder Konstitution – zu akuten oder chronischen krankhaften Immunreaktionen führen. Diese Reaktionen zeigen sich nicht nur an Haut, Augen, Atemwegen und im Magen-Darm-Trakt, sondern vor allem systemisch. Sie rufen also schwere Allgemeinsymptome von Vergiftungen und Allergien hervor.

Diagnostik bei Pilzgiften

Um akute und chronische Belastungen oder Vergiftungen durch Mykotoxine diagnostizieren zu können, braucht man spezifische Nachweisverfahren. Es stehen biologische Tests zur Verfügung, die aber nicht absolut zuverlässig sind, so der Hühnerembryo-Test und Zellkulturen-Tests. Immunchemische Verfahren können bei vielen Proben eingesetzt werden.

Referenzmethoden für amtliche Zwecke sind:

Dünnschichtchromatographie (DG)

Hochleistungsflüssigchromatographie (HPLC)

Gas-Flüssig-Chromatographie (GLC)

Zum Nachweis mikrobieller Stoffwechselprodukte, wie Bakterien und Pilztoxine, werden überwiegend Immuntests eingesetzt.

Verbraucherschutz

Wie bereits erwähnt, sind nach Aussage des deutschen Allergie- und Asthmabundes in Deutschland mehr als 10 Millionen Bürger Pilzallergiker. Die Dunkelziffer ist hoch.

Das Umwelt-Institut der Universität Düsseldorf spricht von 30 bis 40 Millionen Bürgern mit chronischen oder akuten Pilzinfekten. Die Innenraumlufthygiene-Kommission des Bundesumweltamts hat erklärt, daß in den Altersgruppen der 25- bis 30jährigen 50 Prozent gegen Inhalations-Innenraumallergene sensibilisiert sind. Die Tendenz ist steigend.

Mutterkornbelastung in Getreide und Brot

In Deutschland gibt es keine gesetzlich festgelegten Grenzwerte für Mutterkorn im Getreide, nur einen Richtwert der EU. Danach soll Brotgetreide nicht mehr als 0,05 Prozent enthalten.

Dieser Wert erscheint jedoch bedenklich, wenn man berücksichtigt, daß Mutterkornalkaloide der Gefahrstoffverordnung Nr. 1078 unterliegen (Information des früheren Leiters der Bundesforschungsanstalt für Lebensmittel in Karlsruhe, Professor Frank).

Der Laborleiter eines Düsseldorfer Mühlenbetriebs hat erklärt:

»Alle Mühlen prüfen das Getreide schon bei der Anlieferung auf seinen Mutterkorngehalt; liegt er über 0,05 Prozent, wird die Partie gar nicht erst angenommen. Die Reinigung in der Mühle erfolgt in mehreren Schritten. Alle Partikel, die sich in Größe und Gewicht vom Getreide unterscheiden, werden aussortiert. Die Maschinen sind dabei auf die Getreidesorte eingestellt. Bei der normalen Mühlenreinigung unterschreiten wir die EU-Richtwerte deutlich. Hundertprozentige Reinheit gibt es aber nicht.«

Mykotoxinrückstände in Lebensmitteln tierischer Herkunft

Eine Mykotoxinbelastung der Nutztiere kann zur Qualitätsminderung der Lebensmittel führen. Von besonderer Bedeutung sind die Rückstände im eßbaren Gewebe. Die Höhe der Werte hängt ab von der Toxinkonzentration in den Futtermitteln, von der Dauer der Belastung sowie von der Art, Rasse, Kondition und Konstitution des Tieres. Im Falle eines Verdachts auf Mykotoxikose können bei der Untersuchung auf dem Schlachthof nur die veränderten Teile des Schlachtkörpers beurteilt werden. Eine spezielle Beurteilung möglicherweise rückstandsbelasteter Tiere ist nach derzeitiger Gesetzgebung nicht möglich.

Die Lebensmittelüberwachung erfaßt nur ein Ausscheidungsprodukt des Aflatoxins B_1, Aflatoxin M_1, in der Milch. Für Aflatoxin M_1 besteht eine futtermittelrechtliche Höchstmengenregelung. Beim Schwein und beim Geflügel zeigen sich häufiger Rückstände von Mykotoxinen als beim Rind, da die Flora des Pansens die meisten Mykotoxine abbauen kann. Ochratoxin A findet sich häufig in heimischen Futtermitteln für Schweine, ebenso in den vom Schwein stammenden Geweben in Lebensmitteln. Auch Untersuchungen von Schweineblut haben dieses Mykotoxin nachgewiesen.

Beim Schlachtgeflügel wurden Rückstände von Aflatoxin B sowohl in der Leber als auch in der Muskulatur gefunden. Im Ei wurden die Metaboliten Aflatoxin B_1, A. B_2, A. M_2 in meßbaren Mengen festgestellt. Legehennen scheiden mit dem Ei insgesamt etwa 0,045 Prozent der aufgenommenen Dosis aus. Die Hypothese, daß Rückstände von Pilzgiften in Fleischprodukten durch die technologische Verarbeitung oder küchenmäßige Zubereitung weitgehend abgebaut werden, wurde durch Untersuchungen widerlegt. Auf dem dritten Weltkongreß »Foodborn Infections and Intoxications« (Berlin 1992) wurde auch auf die Rückstände von Medikamenten und Futterzusatzstoffen in den Nahrungsmitteln tierischer Herkunft hingewiesen und entsprechende gesetzliche Regelung gefordert:

»Viele dieser Stoffe reichern sich in der Nahrungskette an, es ist ganz besonders zu fordern, daß Antibiotika bzw. antibakteriell wirkende Stoffe, die die Vermehrung resistenter Krankheitskeime im Menschen fördern, als Rückstände in Lebensmitteln nicht duldbar sind!

Um die Anwesenheit von Kontaminanten in Lebensmitteln zu reduzieren, sind Maßnahmen im weiten Vorfeld der Lebensmittelproduktion, vom Futtermittelrecht bis zum Umweltrecht, nötig.«

Schutz am Arbeitsplatz

Der Referatsleiter für Arbeitsschutz, Arbeitsumwelt, Arbeitsmedizin und Unfallversicherung des DGB, Reinhold Konstanty, weist in einem Interview (»Umwelt & Gesellschaft« 4/1995) darauf hin, daß davon auszugehen sei, daß jeder zweite Arbeitnehmer, vor allem in der gewerblichen Wirtschaft, durch Gefahrstoffe an seinem Arbeitsplatz gefährdet sei. Die Dunkelziffer bei gefahrstoffbedingten Berufskrankheiten liege zwanzigmal höher als die offizielle Zahl, man müsse also mit über einer Million Fällen pro Jahr rechnen. Von Schimmelpilzbelastungen und -erkrankungen sind nach Angaben von Experten besonders Beschäftigte in Kompostieranlagen, Müllumladestellen und landwirtschaftlichen Betrieben betroffen. Aber auch bei Berufstätigen in Archiven, Bäckereien und holzverarbeitenden Betrieben komme es zu Schimmelpilzerkrankungen.

Nach der Devise »nicht Verhaltensprävention« (des einzelnen Arbeitnehmers), sondern »Verhältnisprävention« (Vorsorgemaßnahmen am Arbeitsplatz) fordert der Vertreter des DGB klar definierte Schutzmaßnahmen. An oberster Stelle müßten Verwendungsbeschränkungen und Verbote von bestimmten Stoffen, Produkten und Verfahren stehen. Alle neuen Technologien und Verfahren seien anhand von vorliegenden Risikokriterien zu prüfen und gegebenenfalls einem Zulassungsverfahren zu unterwerfen. Ferner müßten Gefahrstoffe durch ungefährliche beziehungsweise weniger gefährliche Stoffe ersetzt werden. Hierzu gehörten gesetzliche Steuerungsinstrumente zur Entwicklung alternativer Technologien und Verfahren unter Berücksichtigung der Mehrfachbelastung. Die Mehrfachbelastung werde im Arbeitsschutz derzeit fast völlig vernachlässigt, obwohl sie im gewerblich-industriellen Bereich die typische Situation des Arbeitnehmers darstelle.

Der EG-Vertrag (Artikel 118a) verpflichtet die Mitgliedstaaten der EU, durch Mindestvorschriften eine Verbesserung der Arbeitsumwelt zu fördern. Die entsprechenden Richtlinien der EU sollen von den einzelnen Mitgliedern in nationales Recht umgesetzt werden. Auf diese Weise soll in Europa auch ein Mindestniveau an Sicherheit und Gesundheitsschutz am Arbeitsplatz beim Umgang mit Krankheitserregern gewährleistet werden. Gemäß Artikel 118a ist dieses Ziel losgelöst von rein wirtschaftlichen Überlegungen anzustreben. Die Arbeitgeber müssen sich demnach über den neuesten Stand der Technik informieren, um den Schutz für Gesundheit und Sicherheit der Beschäftigten wirksamer gestalten zu können. Nach dem Präventionsprinzip sollen vorbeugende Maßnahmen Vorrang haben.

Berufskrankheiten

Die Symptomatik der Schimmelpilzerkrankungen verschlimmert sich, wenn keine Chance für den Betroffenen besteht, sein Allergen zu meiden. Das ist das Problem, wenn der Kontakt zu den auslösenden Faktoren über den Beruf vermittelt wird. In Familien, in denen eine Neigung zu Allergien oder Unverträglichkeitsreaktionen besteht, sollte das bei der Berufswahl der Kinder berücksichtigt werden und stark belastende Berufe wie Bäcker, Landwirt, Friseur, Tischler, Chemiearbeiter, Gärtner usw. sollten gemieden werden. Wenn eine berufsbedingte Unverträglichkeit vorliegt, ist es manchmal möglich, den Arbeitsplatz innerhalb des Betriebes zu wechseln; sonst sind Umschulungen, selbst Berufsaufgabe notwendig.
Obwohl in den letzten Jahren mehr Allergien, chronische Vergiftungen oder Mischformen als Berufskrankheiten anerkannt wurden, fallen chronisch Kranke noch heute durch das Netz der Berufsgenossenschaften. Von 59 registrierten Berufskrankheiten beziehen sich nur drei auf allergische Krankheitsbilder. Neben der »Farmerlunge« sind das die allergischen Atemwegserkrankungen – Heuschnupfen, Bronchitis, Asthma – und allergische Hauterkrankungen. Während die Farmerlunge unter den anerkannten Berufskrankheiten nur eine geringe Rolle spielt, machen die beiden anderen fast ein Viertel der gesamten Berufskrankheiten aus: Im Jahr 1987 gehörten 13,3 Prozent zu den allergischen Atemwegserkrankungen und 13,5 Prozent zu den allergischen Hauterkrankungen (Dokumentation der Berufsgenossenschaften). Von diesen Erkrankungen fallen zwei Arbeitsbereiche auf: Rund 90 Prozent der anerkannten Bronchialasthmatiker gehören zur Berufsgenossenschaft »Nahrungsmittel und Gaststätten« (Bäcker, Konditoren, Arbeiter in der Mehl- und Nahrungsmittelherstellung), während etwa die Hälfte der Hauterkrankungen Arbeitnehmer betreffen, die in der Berufsgenossenschaft »Gesundheitsdienst und Wohlfahrtspflege« erfaßt sind (Friseure, Krankenschwestern, Pfleger, Arzthelfer). Zu den »vernachlässigten Allergikern« können die Bäcker und Landwirte gezählt werden, die nicht mit Atemwegserkrankungen auf Mehl,

Enzyme oder Schimmelpilze reagieren, sondern mit Magen-Darm-Symptomen. Allergiker aller Gewerbezweige sollten auf die Symptome und Stoffe achten, mit denen sie in Berührung kommen.

Das Einhalten der sogenannten MAK-Werte = Maximale Arbeitsplatz-Konzentration gilt nicht für Allergiker, weil sie schon auf kleinste Mengen ihres Allergens reagieren!

Bei den gesetzlichen Berufsgenossenschaften gingen 1994 rund 83 847 Berufskrankheitsanzeigen wegen einer beruflichen gefahrstoffbedingten Erkrankung ein. Dem standen im gleichen Jahr nur 6432 Rentenzahlungen gegenüber. Das zeigt, daß nur in jedem 13. Fall eine gefahrstoffbedingte Berufskrankheit als so gravierend bewertet wird, daß eine Rente von mindestens 20 Prozent gezahlt wird.

Allgemeine Tips zur Bekämpfung und Vermeidung von Schimmelpilzen

Daß man Schimmel in der Wohnung hat, merkt man oft erst, wenn es modrig riecht. Oberstes Gebot ist dann zunächst die sofortige gründliche Suche nach der Ursache.

Schimmelstellen an der Wand können sich hinter Holzverkleidungen und Möbeln verbergen; auch heruntergezogene Decken in alten Häusern sind eine Gefahrenzone.

Ein feuchter Fleck auf dem Fußboden könnte auf undichte Stellen in Wasserleitungen oder Heizungsrohren verweisen, die oft die Ursache für schleichende Feuchtigkeitsansammlungen mit Pilzbefall werden. Bei nassen Stellen in der Nähe von Duschräumen und Bädern sollte man die Abflüsse kontrollieren.

Schimmelstellen müssen so bald wie möglich saniert und ihre Ursachen beseitigt werden. Es gibt Firmen, die solche Arbeiten übernehmen. Man kann aber auch selbst Maßnahmen ergreifen. Für die Behandlung von feuchtigkeitsgefährdetem Holz wird warme Sodalauge (5- bis 6prozentige wäßrige Lösung) empfohlen. Man wäscht die befallenen Stellen damit ab und läßt sie dann gut austrocknen. Sanfter ist die Schimmelbehandlung mit 3- bis 4prozentiger Essigessenz. Die Schimmelstellen werden circa dreimal am Tag im Abstand von 30 Minuten mit der Essenz betupft und danach mit Brennspiritus abgerieben.

Um Schimmel an Wänden vorzubeugen, sollte man auf Tapeten verzichten. Diese können nämlich ebenso wie Kleister ein gefundenes Fressen für Pilze sein. Für Pilzsensibilisierte empfiehlt sich ein einfacher Kalkanstrich.

Da Pilze und Milben Federn und Wolle lieben, sollten vor allem Pilz- und Milbenallergiker Schaumgummi- und Baumwollfüllungen in Matratzen und waschbare Kunststoffüllungen in Kissen und Bettdecken verwenden.

Durch trockene Zimmerluft kann die Pilzbildung eingeschränkt werden. Die sogenannte Stoßlüftung (30 Minuten Fenster auf, dann wieder schließen) garantiert den besten Luftaustausch. In Wohn- und Schlafräumen darf keine »Treibhausatmosphäre« herrschen.

Die Filter in Warmluftheizungen, besonders in Klimaanlagen, und in Staubsaugern müssen häufig gewechselt werden.

Analysen von Pilzbelastungen der Innenraum- und auch Außenluft werden von speziellen Labors vorgenommen (Adressen am Ende des Buches).

Pilzsensibilisierte und Allergiker sollten in alten Gebäuden und Kirchen vorsichtig sein. Hier wirbeln Warmluftheizungen den Staub auf, und in den Luftauslässen wimmelt es von Schimmelpilzen. Der häufig spürbare Modergeruch ist ein Warnsignal.

Vorsicht ist auch in Schwimmbädern, Turnhallen, Gaststätten, Kinos und Theatern geboten. Diese können wahre Paradiese für Pilze sein.

Naturheilkundliche Tips zur Selbsthilfe

Die Anzahl der Pilzinfektionen hat sich in den letzten zehn Jahren verdreifacht. So leiden fast 70 Prozent der Frauen zeitweise unter Pilzinfekten im Genitalbereich.

Es gibt einige »Hausmittel«, die bei beginnenden Infekten helfen können:

— **Bei immer wiederkehrenden Infekten:** 3 x täglich Lapacho-Tee oder mit Milchzucker (die einzige Zuckerart, die Pilze nicht aufnehmen können) gesüßten Matetee trinken.

— **Gegen Fuß- und Scheidenpilze:** täglich Fuß- oder Sitzbäder mit Eichenrindenextrakt. Hartnäckigen Fußpilz mit Teebaumöl einreiben.

— **Bei Infekten mit Darmpilzen:** 3x täglich einen Eßlöffel Apfelessig in einem Glas Wasser trinken.

— Bei hartnäckigen Nagelpilzinfekten 2x täglich die Nägel in Essigwasser baden.

— Die Abwehrkräfte mit pflanzlichen Präparaten und Vitamin C (Obst, Gemüse) stärken.

— Täglich Biojoghurt essen, da die Joghurt-Bakterien auf Schleimhäute eine fungizide Wirkung ausüben.

— Ist die Abwehr durch einen Infekt geschwächt, sollte man Tierställe, Garagen, muffige Keller meiden.

— Kontakte mit Vögeln (Stubenvögel und Wildvögel), aber auch Geflügel in der Tierhaltung meiden, denn Vögel sind sehr intensive Pilzüberträger für Mykosen. Pilzempfindliche sollten keine Vögel halten.

Infolge der Wiederentdeckung natürlicher Therapieformen kehrte auch das im 18. Jahrhundert in Australien entdeckte und lange Zeit in Vergessenheit geratene Teebaumöl (Melaleuca alternifolia) wieder. Es gehört zu den Myrtengewächsen und besteht aus 48 Substanzen. Es hat desinfizierende und fungizide Wirkung. Bereits 1937 wurde seine antiseptische Eigenschaft nachgewiesen. Lange Zeit, besonders vor und während des Zweiten Weltkriegs, war es das Mittel der Wahl bei Hautinfektionen, die mit Entzündungen einhergingen. Seine Wirksamkeit wurde in den letzten Jahren in klinischen Studien geprüft und mit der von modernen Antibiotika und Antimykotika verglichen. Dabei fand man heraus, daß Teebaumöl bei Vaginalmykosen ebenso wirksam ist wie herkömmliche Antimykotika. Bei Versuchen mit Nagelmykosen wurden ähnliche Ergebnisse erzielt.

Teebaumöl empfiehlt sich auch zur Desinfektion des Mund- und Rachenraums als ergänzende Schleimhautbehandlung bei einer antimykotischen Therapie. Teebaumöl hat nur einen Nachteil: Die Therapie dauert länger, wie das bei den meisten Naturheilmitteln der Fall ist. Dafür haben sie weniger Nebenwirkungen.

Im Zusammenhang mit Naturheilmitteln ist auch die Ginseng-Wurzel im Gespräch. Ginseng ist ein ostasiatisches Araliengewächs, dessen Wurzel seit zweitausend Jahren in Ostasien als Allheilmittel geschätzt wird. Chinesische Forscher schreiben der Ginseng-Wurzel aufgrund von Tierversuchen folgende Wirkungen zu: Stärkung der Abwehrkräfte, Verbesserung der Fließeigenschaften und Gerinnbarkeit des Blutes, Steigerung der körperlichen und geistigen Leistungsfähigkeit. Auch westliche Wissenschaftler haben den Ginseng entdeckt und zählen ihn zu den »Adaptogenen«. Adaptogene stärken die Widerstandskraft des Körpers gegen Einflüsse von außen. Der genaue Wirkmechanismus wird noch diskutiert. Man nimmt an, daß die Wirkstoffe des Ginseng bei Entgiftungs- und Reparaturprozessen Enzymsysteme aktivieren.

Unsere technologisch ausgerichtete Schulmedizin bringt vielen kranken Menschen keine Hilfe. Sie bedarf dringend einer Ergänzung durch eine ganzheitlich orientierte Medizin und die Naturheilkunde. Vielleicht könnten auf diese Weise auch die Kosten unseres teuren Gesundheitssystems, das zum großen Teil an die Interessen und Ansprüche der Wirtschaft gekoppelt ist, gesenkt werden.

Im Jahr 1993 wurden Tierarzneimittel für 655 Millionen DM abgesetzt, hinzu kamen noch 415 Millionen DM für Futterzusatzstoffe. Bereits im Bundesgesundheitsblatt 6/1992 wurde gewarnt:

»Als Verursacher gesundheitlich bedenklicher Rückstände in Lebensmitteln tierischer Herkunft kommen vor allem Tierarzneimittel, Futterzusatzstoffe, Pestizide, Umweltkontaminanten (Gifte in Wasser, Boden, Luft) und chemische und/oder biologische (Bakteriengifte, Pilzgifte, Endotoxine usw.) Belastungen des Futters in Betracht ...

Im Hinblick auf den EG-Binnenmarkt und die damit verbundene Freizügigkeit im Handel mit Lebensmitteln und – etwas eingeschränkter – mit Tierarzneimitteln müssen Vorkehrungen getroffen werden, um den Verbraucher vor schädlichen Rückständen zu schützen ...

Aus Gründen des Verbraucherschutzes sollten gerade die Lebensmittel, die in Intensiv-Haltungen produziert werden, einer umfassenden Rückstandsüberwachung unterzogen werden.«

Literatur

Bücher

Ackermann, R., Behrends, H. B., Ehrnsberger, R, Allergie und Umwelt. Verlag Runge 1992

Altmann-Brewe, J., Zeitbombe Amalgam. Ehrenwirth 1994; Fischer Taschenbuch Verlag 1997

Assmann, V. und B., Zusatzstoffe in Lebensmitteln. Econ 1990

Calatin, A., Allergien bei Kindern. Heyne 1991

Daunderer M., Gifte im Alltag. C. H. Beck 1995

Fisher, J. A., Krankmacher Antibiotika. dtv 1995

Geesing, H., Allergie STOP. Herbig 1995

Guzek, G., Lange, E., Pilze im Körper. Südwest Verlag 1994

Harrison, R., Tiermaschinen. dtv 1965

Hofmann, A., LSD – mein Sorgenkind. dtv 1993

Jorde, W., Schata, M., Schimmelpilze (Mönchengladbacher Allergieseminare, Bd. 2). Dustri Verlag 1988

Jorde, W., Tschaikowski, K. L., Allergische Krankheiten des Magen-Darm-Traktes. Springer 1989

Markus, H., Finck, H., Gesund bleiben in der heutigen Umwelt. Scherz 1991

Dieselben, Ich fühle mich krank und weiß nicht warum. 14. Aufl. Ehrenwirth 1995

Dieselben, Warum fühle ich mich ständig krank? 3. Aufl. Ehrenwirth 1994

Dieselben, Candida, der entfesselte Hefepilz. 3. Aufl. Ehrenwirth 1996

Randolph, Moss, Folgen von Umweltbelastung und Ernährung. Verlag C. F. Müller 1989

Rauscher W., Tödliche Mykosen. Eigenverlag, Tel. 0721/841442

Reiss, J., Schimmelpilze, Springer 1981

Ring, J., Angewandte Allergologie. Medizin-Verlag 1988

Roth F., Giftpilze Pilzgifte. ecomed-Verlag 1990

Runow, K.-D., Klinische Ökologie. Hippokrates Verlag 1987

Schata, M., Allergische Erkrankungen durch Schimmelpilze. Dustri Verlag 1989

Stiftung Warentest (Ratgeber Gesundheit), Allergien.

Thomas, F., Vögel, R., Gute Argumente: Ökologische Landwirtschaft. C. H. Beck 1993

Wassermann, O., Alsen-Hinrichs, C., Simonis, U. E., Die schleichende Vergiftung. Fischer Taschenbuch Verlag 1990

Zeitschriften

Bundesgesundheitsblatt 9/1990: »Bedeutung von Pilzinfekten nicht unterschätzen!«

Bundesgesundheitsblatt 11/1990: »Umweltmedizin, ein überfälliger medizinischer Baustein«

Deutsche Apothekerzeitung 19.9.1992: »Mykosen. Blumenerde, Vogelfäkalien – eine Gefahr

Heilpraxis-Magazin 2/1991 und 8/1992: Erfahrungsheilkunde

Heilpraxis 2/1993: Informationen über Mykosen

Zeitung für Umweltmedizin (ZfU) 2/1993: »Candidose – ignorierte Infektion«

Umwelt und Gesundheit: Informationen über Umweltmedizin, Allergien, gesundes Wohnen und gesunde Ernährung. Hrsg. vom Allergieverein in Europa (AVE) und der Interdisziplinären Gesellschaft für Umweltmedizin (IGUMED). ISSN: 0945-7516

Anschriften

Umweltambulanzen – Umweltmedizinische Beratungsstellen

Aachen
Institut für Hygiene und Arbeitsmedizin, Umweltambulanz
Pauwelstr. 30, 52074 Aachen

Berlin
Gesundheitsamt Schöneberg. Umweltmedizinische Beratungsstelle
Erfurter Str. 8, 10825 Berlin

Cottbus
Hygiene-Institut Cottbus. Umweltmedizinische Ambulanz
Thiemstr. 104a, 03050 Cottbus

Dortmund
Gesundheitsamt Dortmund. Umweltmedizinische Beratungsstelle
Hövelstr. 8, 44137 Dortmund

Düsseldorf
Umwelthygienische Ambulanz an der Universität Düsseldorf
Auf 'm Hennekamp, 40225 Düsseldorf

Emstal
Institut für Umweltkrankheiten. Ambulanz: Allergologie, Umweltgifte,
Pilzerkrankungen, Klinische Ökologie
Im Kurpark 1, 34308 Emstal

Fulda
Umweltberatung
Dr. Eva Diel
Severiberg 6, 30037 Fulda

Gießen
UGB-Verband für unabhängige Gesundheitsberatung e.V. in Deutschland
Keplerstr. 1, 35390 Gießen

Landshut
Umweltambulanz
Loinbruck 7, 84419 Schwindegg
Tel. 08082/8194

München
Umweltambulanz
Waltherstr. 32, 80337 München
Tel. 089/5438448

Regensburg
Umweltambulanz
Gewerbepark C 12, 93059 Regensburg
Tel. 0941/44445

Straubing
Umweltmedizinische Beratungsstelle an der Frauenklinik (Elisabethkrankenhaus) St. Elisabeth Str. 23, 94315 Straubing

Institute und Labors für Innenraumuntersuchungen und Schadstoffmessungen

Berlin
Berliner KV und Verein für Umweltchemie
Kontakt: B.A.U.C.H. e.V. Wilsnacherstr. 15, 10559 Berlin
Tel. 030/3944908

Bonn
Arbeitsgemeinschaft für Wohnberatung e.V. (z. B. Sanierung bei Pilzbefall)
Heilsbachstr. 20, 53121 Bonn

Düsseldorf
Pegasus-Labor, Urban Palmgren
Aders-Str. 24, 402115 Düsseldorf
Tel. 0211/378070

Hamburg
»Schimmel-Ambulanz«
Rugenbark 225, 22549 Hamburg
Tel. 040/83293380

Lübeck
»Schimmel-Ambulanz«
Wesloer Str. 112, 23569 Lübeck
Tel. 0451/6197314

Patientenberatungen und Patientenstellen

Berlin
Verbraucherzentrale Berlin
Bayreuther Str. 40, 10787 Berlin
Tel. 030/21907-232

Bielefeld
Patientenstelle Bielefeld im Gesundheitsladen
Meller Str. 46, 33613 Bielefeld
Tel. 0521/133561 (Mo 15–17, Di + Do 10–19, Mi 15–19)

Bremen
PatientInnenstelle des Bremer Gesundheitsladens e.V.
Hamburger Str. 61, 28205 Bremen
Tel. 0421/493521 (Mo + Di + Do + Fr 9–12)

Hamburg
Deutsche Candida-Hilfe
Postfach 670331, 22343 Hamburg

Verbraucherzentrale Hamburg
Große Bleichen 23, 20354 Hamburg
Tel. 040/3500-1486

Köln
PatientInnenstelle Köln im Gesundheitsladen
Vondelstr. 28, 50677 Köln
Tel. 0221/328724

München
Patientenstelle München im Gesundheitsladen
Auenstr. 31, 80469 München
Tel. 089/772565 (Mo 17–20, Do 10–13, Fr 10–12)

Rostock
Verbraucherzentrale Mecklenburg-Vorpommern
Strandstr. 98, 18055 Rostock
Tel. 0381/31283

Patientenvereine und -arbeitsgemeinschaften

Eschborn
Arbeitsgemeinschaft Mykosen
Unterortstr. 16, 65760 Eschborn
Tel. 06196/42917

Gelsenkirchen
Allergie- und umweltkrankes Kind e.V.
Westerholterstr. 142, 45892 Gelsenkirchen

Hamburg
Patienteninitiative
Heidberg 42, 22301 Hamburg

Herborn
Arbeitsgemeinschaft Allergiekrankes Kind e.V.
Hauptstr. 29, 55758 Herborn
Tel. 02772/41237

Patientenorganisationen

Deutscher Allergie- und Asthmabund
Bundesgeschäftsstelle
Hindenburgstr. 110, 41061 Mönchengladbach
Tel. 02161/183024

Allergie-Verein in Europa (AVE)
Am Zillbach 27, 361000 Petersburg
Tel. 0661/603242

Interessenverband der Holzschutzmittelgeschädigten e.V.
Geschäftsstelle Unterstaat 14, 51766 Engelskirchen
Tel. 02263/3786

Fachkliniken (Umweltmedizin, Allergologie, Mykologie)

Bad Lippspringe
Allergie- und Asthmaklinik
W. Gronemeyer, Professor Dr. Bergmann, Dr. Müsken

Bad Wildungen
Fachklinik Waldeck
Dr. Weber
Langemarkstr. 15, 34537 Bad Wildungen

Bredstedt
Fachkrankenhaus Nordfriesland
Umweltklinik
Krankenhausweg 3, 25821 Bredstedt

Emstal
Institut für Umweltkrankheiten (Ambulante Klinik)
Im Kurpark 1, 34308 Emstal

Gelsenkirchen
Kinderklinik (Umwelt, Neurodermitis)
Professor Dr. Stemmann
45892 Gelsenkirchen

Hannover
Klinisches Institut für Allergien und Atemwegserkrankungen
Dr. L. Leonhard, Dr. S. Molitor
Dietrichstr. 35b
30159 Hannover

Marburg
Institut für Naturheilverfahren
(ambulante Diagnostik, Therapie)
Uferstr. 4, 35037 Marburg

Mönchengladbach
Fachpraxis für innere Medizin und Allergologie
Dr. W. Jorde
Wallstr. 12, 41061 Mönchengladbach

Neuharlingersiel
Wasserschloßklinik (Kinderheilkunde, Umweltmedizin)
Dr. Mayn
26427 Neuharlingersiel